小学五年级适用

中医药与健康 上册

ZHONGYIYAO YU JIANKANG

浙江省中医药管理局⊙组织编写

浙江科学技术出版社

《中医药与健康》指导委员会

张　平　杨　敬　徐润龙　徐伟伟

《中医药与健康》编委会

主　　任　方剑乔

委　　员　方剑乔　肖鲁伟　连建伟

　　　　　　韩　颖　陈永灿　宋　东

名誉主编　黄璐琦

主　　编　方剑乔

副 主 编　来平凡　陈永灿

编写人员　（以姓氏笔画排序）

　　　　　　马睿杰　王纪兴　王晓倩

　　　　　　来平凡　陈永灿　郑名友

　　　　　　郑红斌　钱俊华

前言

中医药学是我国原创的医学科学，为中华民族繁衍昌盛做出了重要贡献；中医药蕴含着丰富的人文科学和哲学思想，是中华传统优秀文化的代表。习近平总书记在中国中医科学院成立60周年贺信中指出：中医药学是中国古代科学的瑰宝，也是打开中华文明宝库的钥匙。希望广大中医药工作者切实把中医药这一祖先留给我们的宝贵财富继承好、发展好、利用好，在建设健康中国、实现“中国梦”的伟大征程中谱写新的篇章。

小学生是祖国的未来，文化的传承要从少年抓起，中医药文化的传承离不开基础教育的支撑。为贯彻落实中共中央、国务院《“健康中国2030”规划纲要》提出的中医药知识普及要求和国务院《中医药发展战略规划纲要（2016—2030年）》精神，我们组织专家编写了《中医药与健康》小学教材，力图将中医药知识的普及与基础教育拓展性课程有机衔接，使孩子们通过课程学习，学会欣赏中华民族优秀的传统文化，培养对中医药的认知和兴趣，并使中医药文化的精华和智慧成为他们多种健康行为的动因。

《中医药与健康》分为上、下两册，共36课时，内容包括中医、中药的起源，中医的基本思想，中药的基础知识，中医对起居、运动、饮食、情志的认识，以及针灸、推拿等中医特色疗法等。为了方便小学生阅读，本教材采用讲故事的形式，每课时一个故事，通过36个有趣的小故事，传递丰富的中医药知识，展示浓厚的中医药文化内涵。另外，围绕每个小故事，配有详细的知识解读和相关知识拓展，以及便于小学生动手动脑的实践活动。

本教材由方剑乔担任主编，负责教材大纲的审定及各单元内容的筛选和衔接，统筹全书编写工作。来平凡、陈永灿担任副主编，对全书进行了统稿。各单元的具体分工为：第一单元由钱俊华、来平凡撰写，第二单元由郑红斌、王晓倩撰写，第三单元由郑红斌撰写，第四、五单元由陈永灿、郑名友、王纪兴撰写，第六单元由来平凡撰写，第七单元由钱俊华撰写，第八单元由马睿杰撰写，第九单元由来平凡、王晓倩撰写。浙江科学技术出版社在本书的出版过程中，对大纲、内容编写以及图片安排等做了大量细致的工作。在此，对以上参与者的辛勤付出表示衷心的感谢！

由于出书时间紧，虽几经修改，不足之处仍难以避免，恳请各位老师、同学批评指正，以便再版时完善。

浙江省中医药管理局

2016年11月28日

目录

第一单元　大自然的馈赠

1. 神农尝百草　/ 1
2. 伏羲制九针　/ 5
3. 医的起源　/ 9
4. 妙手祛病痛　/ 12

第二单元　古人的好办法

5. 认识阴阳　/ 15
6. 妙用五行　/ 19
7. 巧用经络　/ 23
8. 药祖桐君　/ 26

第三单元　名医为什么会神

9. 上工治未病　/ 29
10. 岐伯论治咳嗽　/ 33
11. 扁鹊望色诊病　/ 37
12. 华佗同病异治　/ 41

第四单元　天人相应更健康

13. 春捂秋冻　/ 45
14. 起居有常　/ 49
15. 过用则病　/ 53
16. 按时入睡　/ 56

第五单元　适度运动身体好

17. 流水不腐　/ 60
18. 久卧伤气　/ 64

神农尝百草

中药已有数千年的历史，它对于中华民族的繁荣昌盛有着巨大的贡献。那么，中药是谁发现的，又是怎么被发现的呢？

读一读

神农架

在远古时期，人们以打猎和采摘野果为生，有时吃了具有毒性的东西，就会被毒死。人们得了病，不知道用什么方法治，都是硬挺，挺不过去也就死了。

神农氏是部落首领，对于老百姓的疾苦，他是看在眼里，疼在心头。怎样给百姓充饥？怎样为百姓治病？神农氏常常为这些事犯愁。苦思冥想之后，他终于下定决心，要去尝百草，定药性，为大家消灾祛（qū）病。

神农氏开始了艰难的探寻之旅！他不辞辛劳，翻山越岭，边走边尝，哪些草是苦的，哪些是热性的，哪些是凉性的，哪些能充饥，哪些能治病，都一一记录下来。有一次，他把一棵草放到嘴里一尝，霎时天旋地转，一头栽倒。他明白自己中了毒。好在身旁有另一棵草，及时吃下去解了毒。中毒的事常常发生，神农氏曾经在一天中遇到七十多种毒物，幸运的是都被他神奇地化解了。就这样一直尝了七七四十九天，他尝出了麦、稻、谷子、高粱等能充饥，就教人们种植；他尝出了三百六十五种草药，写成《神农本草经》，用来为天下百姓治病。

天有不测风云。有一天，神农氏误尝了一种有剧毒的断肠草，不幸死去了。后来人们为了纪念这位为民而死的部落首领，奉他为“药王神”。他曾经尝百草的地方，被称为“神农架”。

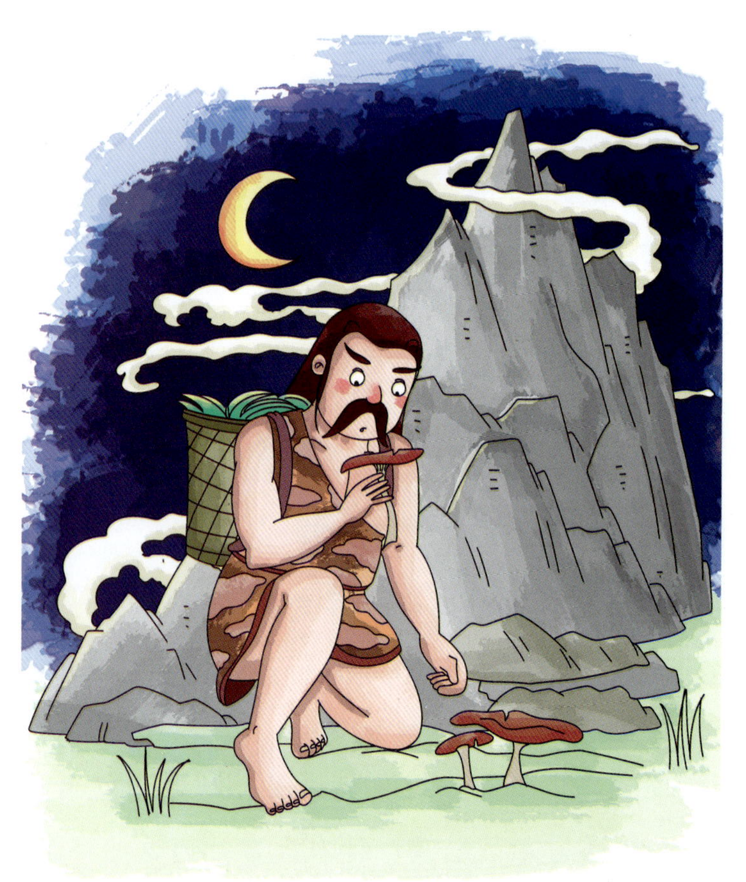

想一想

神农尝百草的故事，展示了我们的祖先在生产实践中创造医药的过程。对于故事中的“神农氏”，不应把他看作一个具体的人，而应把他当作原始社会农耕时代劳动人民的代表。

原始人在最初的生产生活中，在饥不择食的情况下，自然难免误食一些毒性强烈的动、植物，以致呕吐、腹泻、昏迷，甚至死亡。故事里

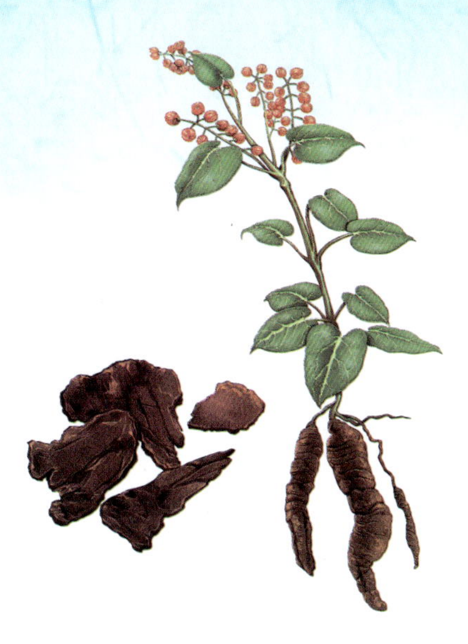

中药材何首乌

的神农氏就曾经在一天中遇到七十多种毒物。经过无数次的反复实践，人们逐渐形成了对某些动、植物可食，某些动、植物不能食的认识。后来又发现，如果人患了某种病痛，吃了原本不能食的有害动、植物后，反而可以解除病痛。于是，他们便对这些动、植物有了第二种认识，即它们可以用来治病。这种认识经过无数次实践，就逐渐形成了关于中药的知识。

学一学

药食同源

中医素有“药食同源”之说，这里包含两层含义。第一层含义是表明药物与饮食属同一个起源，是伴随原始人寻找食物的生产过程而形成的。实际上，饮食的出现比医药要早得多，因为人类为了生存、繁衍后代，就必须摄取食物，以维持身体代谢的需要。经过长期的生活实践，人们逐渐了解了哪些对人体有益，可以进食；哪些能解除病痛，可以作

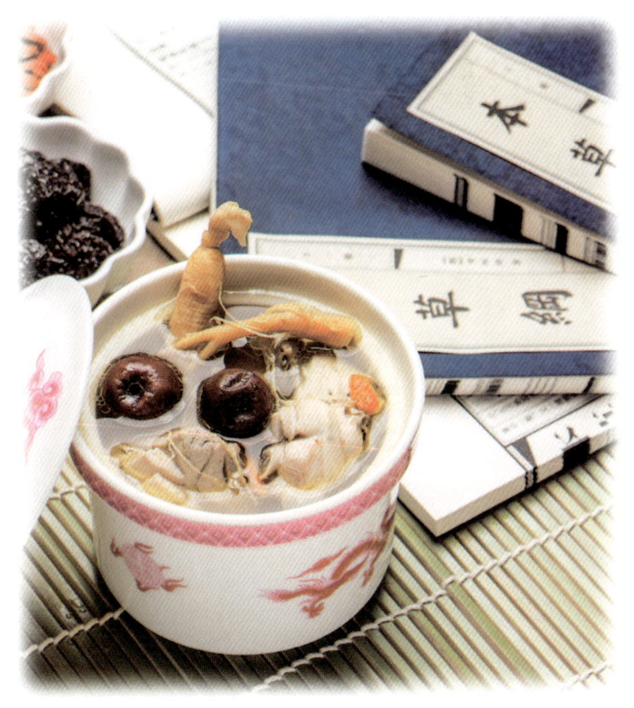

药。其中有部分东西，既有治病的作用，又可食用，就称为“药食两用”。比如橘子、粳（jīng）米、赤豆、龙眼、山楂、核桃、花椒、桂皮、南瓜子、蜂蜜等，它们既属于中药，有良好的治病疗效，又是人们经常吃的食物。

“药食同源”的另一层含义是表明药物与饮食拥有共同的来源。中药绝大部分为植物和动物，而可供人类饮食的食物，同样来源于自然界的植物和动物，因此中药和食物的来源是相同的。

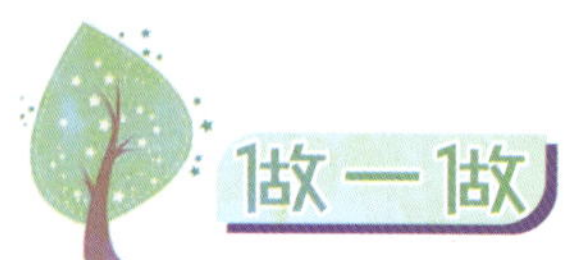

尝一尝下列药食同源的食物，其味道跟中医文献记载的“味”一样吗？

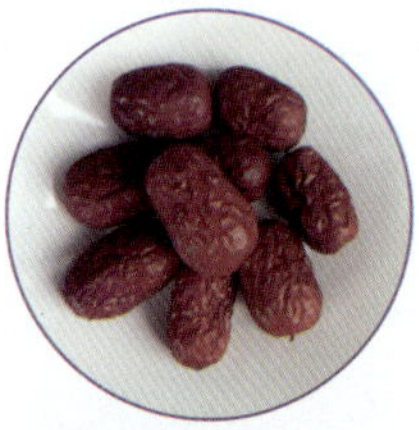

红枣 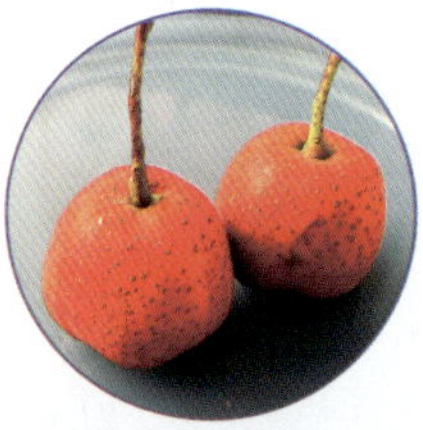　　山楂 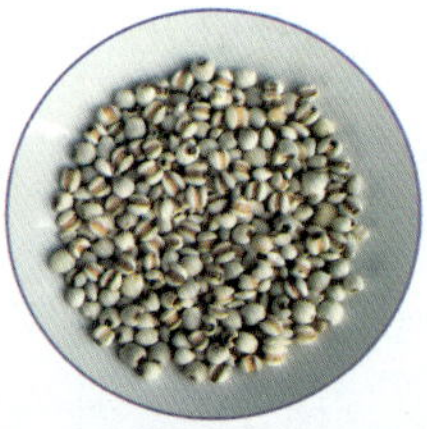　　薏米

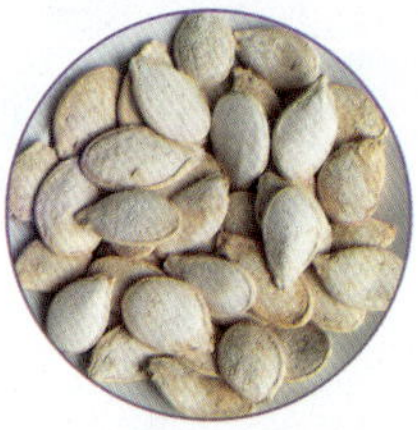

南瓜子 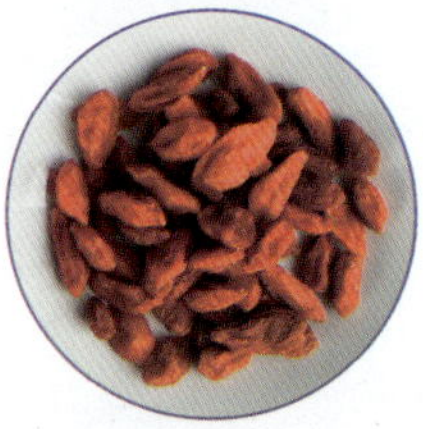　　枸杞子 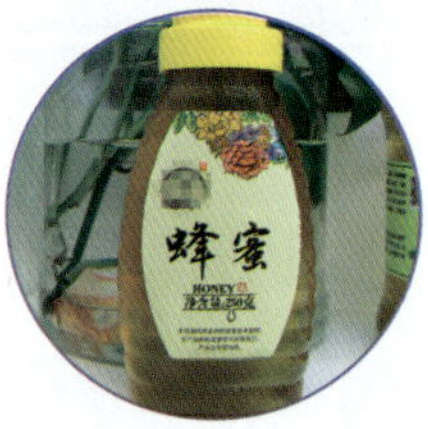　　蜂蜜

 伏羲制九针

现代针灸（jiǔ）治病使用的针具银光闪闪、制作精细、形式多样、用途各异。你知道它最初是由锋利的石头演变过来的吗？

砭　石

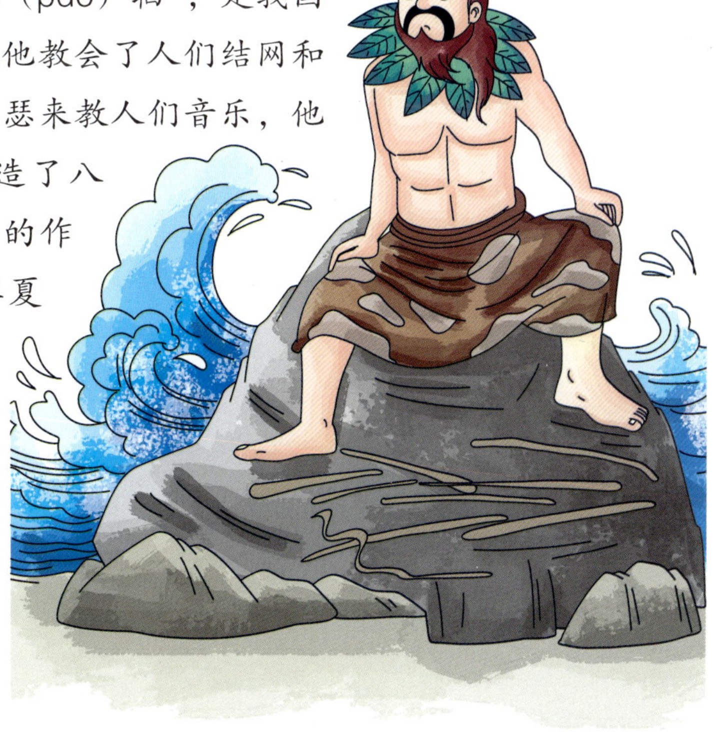

伏羲（xī），又称“庖（páo）牺”，是我国古代传说中的人物。传说他教会了人们结网和从事渔猎畜牧，他发明了瑟来教人们音乐，他根据天地万物的变化创造了八卦，据说他还是《易经》的作者之一，因此他被称为华夏民族的人文始祖。此外，伏羲还因创制了九针而被认为是针灸的鼻祖。

远古时期，人们不小心被一些尖硬物体，如石头、荆棘等碰撞了身体表面的某个部位，

会出现病痛减轻的现象，于是故意用一些锋利的石块来刺激身体的某些部位或刺破体表使之出血，以减轻病痛。到了距今四千多年前的新石器时代，人们已经掌握了较高水平的挖制、磨制技术，能够制作出一些比较精致的、适合刺入身体以治疗疾病的石器，这种石器就是最古老的医疗工具——石针，即古书中经常提到的“砭（biān）石”。

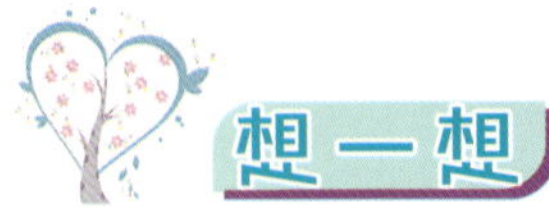

据我国古代医书《黄帝内经》记载，居住在东方的人得外科痈（yōng）肿的疾病比较多，因此用于治疗这类疾病的砭石也产生于东方。由此推测，砭石最早可能是外科切割的工具。

针灸疗法是在中医经络理论的基础上发展起来的。经络理论认为，全身的器官、组织都是通过像通信网络一样的经络联系在一起的，经络上分布着许许多多的穴位，针刺特定的穴位，刺激信号就可以通过经络传递到身体各处，从而达到治疗疾病的目的。由于不同的穴位需要不同的刺激量或采取不同的操作方式，这就要求针具有长有短、有粗有细、形状不一、功能各异。当然，这在砭石时期是很难做到的。随着社会的发展和制作材料的改进，针具材料逐渐被铜、铁、银、金等金属所取代，后来便产生了影响深远的“九针”：镵（chán）针、圆针、鍉（dī）针、锋针、铍（pī）针、圆利针、毫针、长针、大针，正如《黄帝内经》中所说的“九针之名，各不同形”。

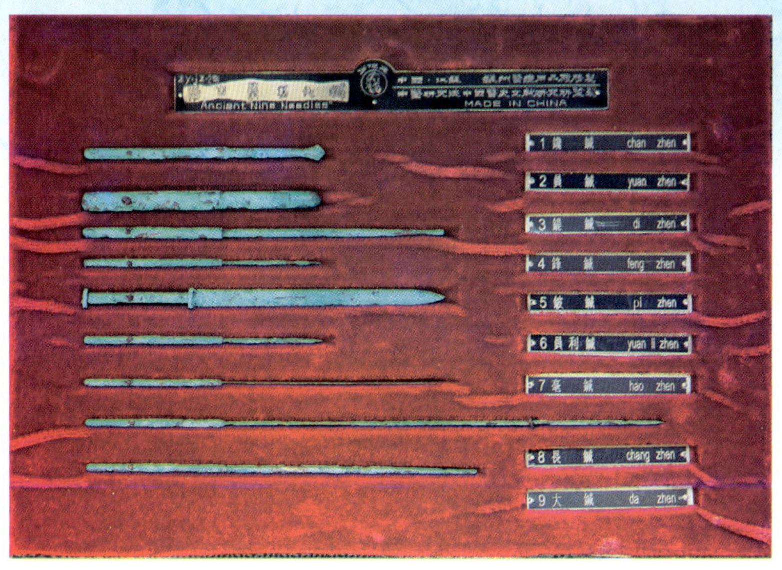

我国古代的九针

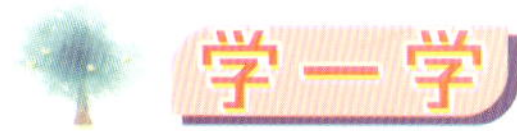

优势独特

针刺疗法不用药物，无须煎煮，所用器材简单，操作方便，在中医走向世界的征途中，它总是走在前面。针刺穴位有时也可用简单的手指按压来代替，这就是中医所说的“指针”。譬如指压膝盖下外方的足三里穴，可以健脾和胃；指压手背拇指、食指相连处的合谷穴，可以缓解头痛。

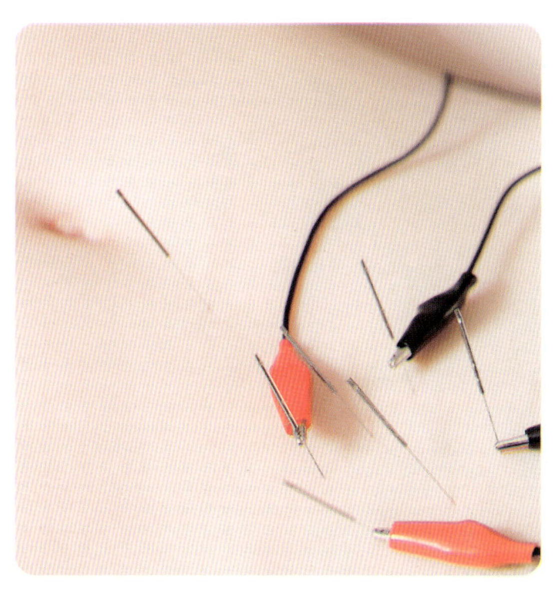

电针疗法

此外，在针刺穴位的基础上进行拔罐治疗，能够通利血脉；在刺入穴位的毫针上，用电针机通以微量低频脉冲电流，称为“电针疗法”。这些都是提高针刺治疗效果的方法。

针灸并存

针与灸是两种不同的治疗方法。灸是指用燃烧的艾绒等熏烤一定的穴位或患部，使温热感和药性透过皮肤、深入肌肉而发挥治疗作用。在临床上，针刺与艾灸常常结合在一起使用，在刺入穴位的针柄上套上艾条或裹以艾团，点燃，以达到温通经脉的作用，称为“温针灸”。

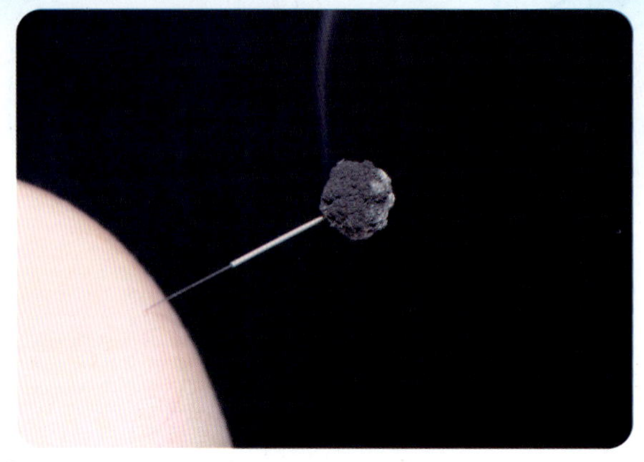

用针灸治病

针与灸治病应用的都是中医经络理论，刺激的都是身体上的穴位，因此在医院里，针与灸同属一个科室，即“针灸科”。

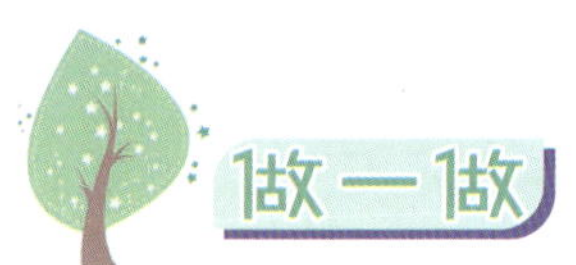

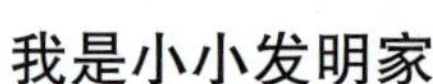

针刺疗法是通过针灸针刺激特定穴位来治疗疾病的。那么，刺激穴位一定要用针吗？如果你是发明家，你设计的刺激穴位的工具将会是什么？说出你的理由。

3 医的起源

中医经历了漫长的历史过程，它是我们的祖先在生活与生产活动中同疾病做斗争的经验总结和理论升华。“医”的字形演变，可以帮助我们了解中医起源与发展的历程。

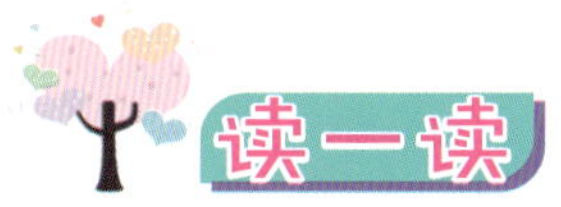

“医”字的来历

“医”字在甲骨文里就已经出现了，本意是指盛箭矢的筐篓。人被箭矢射中就受伤成“疾”，有了病痛就要治疗，于是便有了以“医”为声旁和形旁的繁体字“醫”，表示治病和医生的意思。

东汉文字学家许慎编著的《说文解字》一书认为，“醫，治病工也”，即医是负责治病的人。他还解释“醫”字上半部的“殹（yì）”是“恶姿也”，表示人在患病时的姿态；“醫”字的下半部“酉（yǒu）”，有人解释为古人用酒作药为战斗中的箭伤消毒、治疗，所以字形采用“酉”字。

“医”还有一个繁体字“毉”，由“殹”和“巫”两部分构成，这个字与医的起源有关。在远古时代，巫术跟医术是不分家的，巫师除了承担占卜、祈祷、祭祀等，还负责治病。但是随着社会的发展、科技的进步，医生与巫师慢慢地分离开来，到了春秋战国时期，医生终于成为一个独立的职业，《左传》记载的“病入膏肓（huāng）”的故事就是当时医巫分家的生动写照。由于巫师治病的职责逐渐被专职医生所取代，所以“毉”字就不用了，而改用“醫”字来表示医学，当然现在用的是简化字“医”了。

想一想

古老的中医药学对维护中华民族的健康生存和繁衍生息发挥了重要的作用。它是伴随着我们祖先的生活与生产活动逐渐形成的。在这些活动中，人们认识到了植物、动物和矿物的药用性能，逐步探索发明了可用于治疗疾病的砭石、骨针等器具，并用当时的哲学思想——阴阳、五行等来观察疾病、分类药物，总结成医疗经验。

虽然巫师曾一度扮演过治病的角色，与医学的起源有一定关联，汉语里因而有“巫医”一词，但巫在本质上是原始的宗教，是神学，必然与作为科学的医学发生尖锐的冲突。随着医学的发展，医生与巫师慢慢地分离开来，医巫之间的斗争也就开始了。如《史记·扁鹊仓公列传》中记载病人有六种难以治愈的情况，扁鹊将相信巫术而不相信医术的情况列为其中的一种。我国现存最早的医学经典著作《黄帝内经》也认为，中医治疗疾病应与巫术划清界限，对于相信鬼神的病人，医生不要与他讨论高深的医学道理。这些都是医学摆脱巫术，确立自身价值的标志。

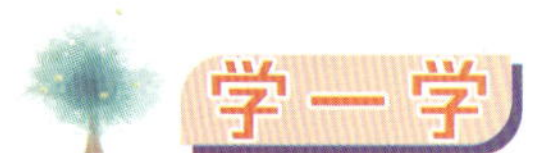

学一学

病入膏肓

相传，春秋时期晋国的君主晋景公做了一个噩梦，梦见自己被一个披头散发的恶鬼追杀，惊醒之后便得了重病，于是请来了巫师桑田。桑田占卜后对晋景公说：“您可能吃不到今年的新麦子了。”晋景公听了自然很不高兴。

当时秦国有很多好医生，晋景公就向秦国求助，秦国派出了有名的医生医缓为晋景公诊病。还在医缓去晋国的路上时，晋景公又做了个梦，梦见自己的病变成了两个小人，其中一个小人说：“医缓医术高超，方法很多，如果他来了，我担心会伤害到我们，我们怎么躲避啊？”另一个小人说：“有什么可怕的，我们可以藏到‘肓’的上面、‘膏’的下面嘛。”

医缓到达晋国后，仔细地为晋景公做了检查，所说的正是晋景公所梦见的：“您的病在膏肓，部位很深，又很隐蔽，针刺和药物的作用都很难到达那里，即使再高明的医生也无法施展他的医术，没法治疗了！”晋景公听后虽然心里难过，但对医缓高超的医术十分佩服，于是重重赏赐了医缓。这便是成语“病入膏肓”的由来。

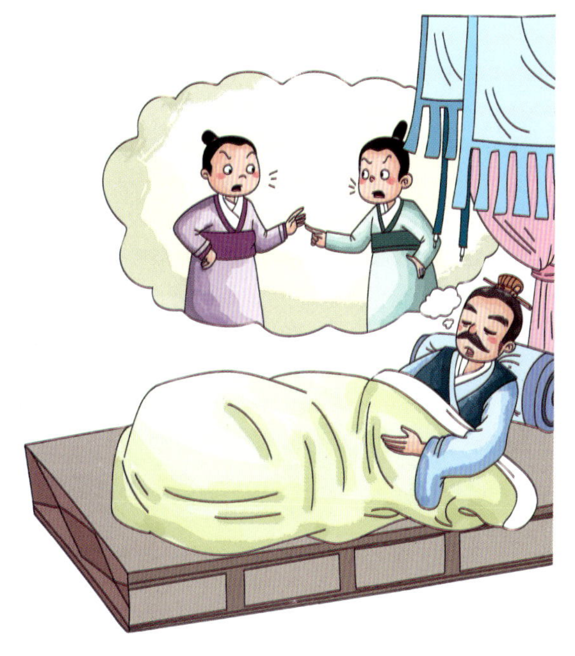

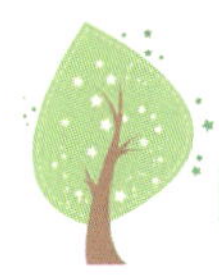

做一做

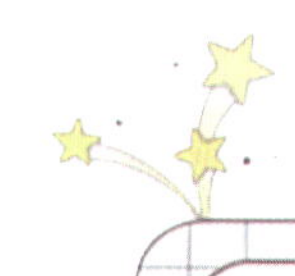

每6人为一个小组，围绕“你心目中的好医生”这个主题，将自己的看法表达出来，也听听其他小组的看法，通过交流比较，概括出医生的职业道德。

妙手祛病痛

人一旦得了病，通常要吃药、打针。你可曾想到，我们的双手也是防病、治病的有效工具。下面，我们就来了解一下医生是怎么用双手治病的。

读一读

按摩救产妇

宋朝年间，中书舍人朱新仲亲戚家的产妇已经过了预产期七天，孩子还生不下来。家人请了医生用药物治疗，又请了道士画符作法，所有方法都用尽了，却一点效果也没有。

正巧，名医李几道来造访朱先生，朱先生便邀他为产妇诊视。李几道说："这种情况已无药可治，只能用针刺的办法。但是我的针刺技术尚未达到这种程度，不敢下针。"于是就告辞了。

李几道刚从朱家走出来，恰好碰到老师庞安常，便又同他一起去拜见朱先生。朱先生力邀庞安常出手救治，庞安常答应一道前往。一见产妇，庞安常就连声说"不要紧的"。他让产妇家人用热水温暖她的腰腹部，自己则用手上下抚摸按摩。产妇感觉肠胃微微作痛，呻吟之间，生下了一个男孩，母子均安然无恙。

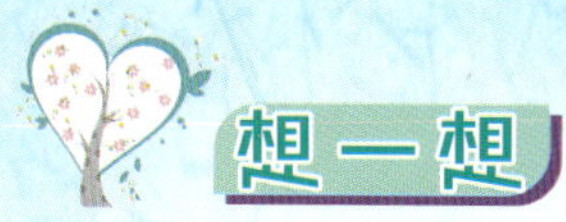

想一想

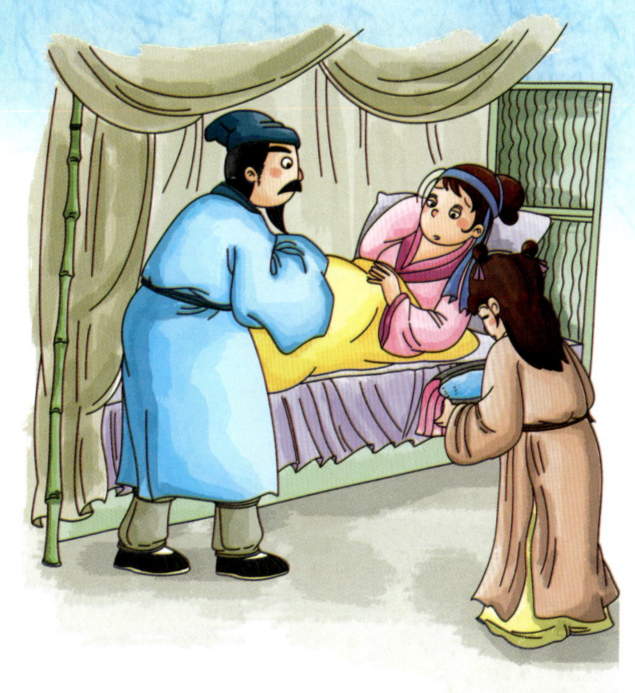

这是一则介绍宋代名医庞安常运用按摩法成功催产的故事，它涉及一种古老的医术——推拿。

推拿又称按摩，是中医防病、治病的方法，在中国已经发展了几千年。推拿是通过医生用双手在病人身体上施加不同的力量、技巧刺激某些特定的部位，来达到改善人体机能、促进疾病康复的目的，因此它是一种“以人疗人”的方法。由于推拿方法简便，无副作用，治疗效果良好，还可代替药物，所以这一传统疗法不仅在中国广受大众的喜爱，而且受到世界上很多国家的重视。据了解，在美国、英国、意大利、法国、德国、日本、新加坡、泰国、马来西亚、印度、瑞典、西班牙、越南、阿根廷等国家，都有使用中医推拿术的医生。

推拿有疏通经络、调和气血的作用。故事中的产妇经过名医庞安常的推拿，产道肌肉放松，从而顺利产子。

学一学

中医推拿

推拿是我们的祖先在长期与疾病做斗争的过程中，逐步认识、总结、发展而来的一种古老的医疗方法。它以中医的脏腑（fǔ）、经络学说为理论基础，将医者的手放在人体的经络、穴位等部位，采用推、拿、提、捏、揉等手法进行治疗，达到疏通经络、推行气血、祛邪扶正、调和阴阳的目的。

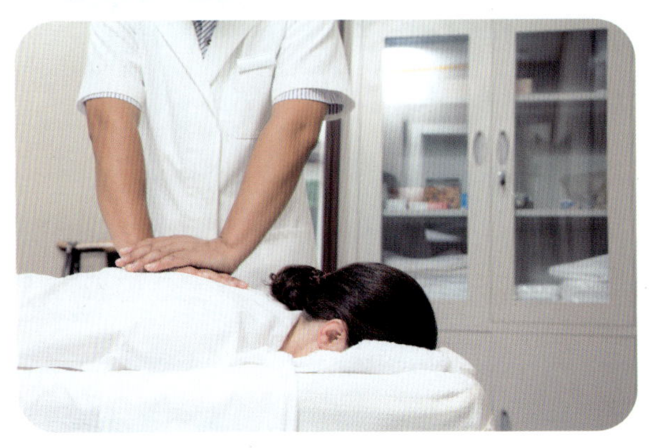

推拿治疗

推拿的治疗范围广泛，不仅对骨伤科、内科、外科、妇科、儿科和五官科等各科的许多疾病有较好的治疗效果，还具有保健强身、预防疾病、延年益寿的作用。

有的小朋友既害怕良药苦口，又不想招针刺之痛，生病的时候不妨找推拿医生看看。科学的推拿对防治发热、咳嗽、流鼻涕、便秘、腹泻、厌食等常见病有良好的效果。

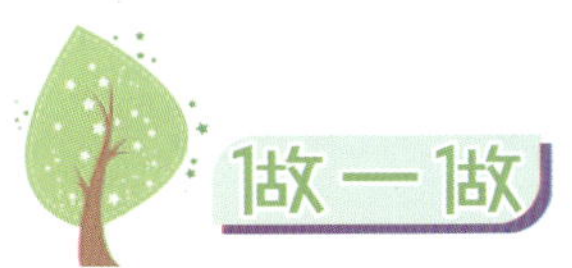

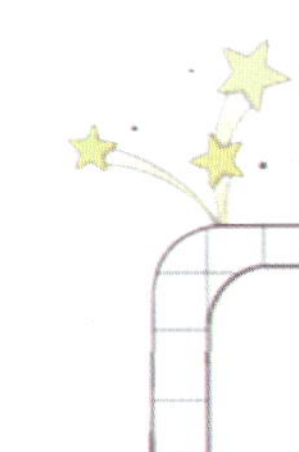

爸爸妈妈上班一天很辛苦了，请你做一次小小推拿医生，给爸爸妈妈捶捶腿、敲敲背，听听他们的感受。

5 认识阴阳

阴阳是阐释中医奥秘的最重要的哲学概念，它来自古人对天地现象的朴素观察。那么，古人是怎样观察天地现象的，又是如何看待阴阳的呢？让我们从“两小儿辩日”的故事说起吧！

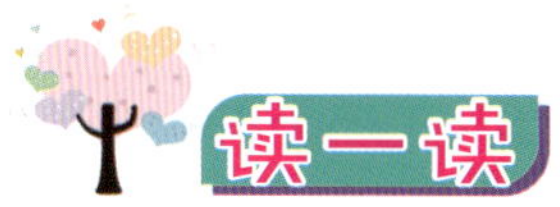

两小儿辩日

孔子到东方游学，途中看到两个小孩在为什么事情争辩不已，便好奇地上前询问他们在讨论什么。

一个小孩说：“我认为太阳刚出来时距离人近，而正午时距离人远。”

另一个小孩却认为：“太阳刚出来时离人远，而正午时离人近。”

前一个小孩继续说道：“太阳刚出来的时候大得像车上的篷盖，等到正午时就像盘子碗口那样小，这不正是远的显得小而近的显得大吗？”

另一个小孩理直气壮地辩解道：“太阳刚出来时我们感觉清清凉凉的，到了正午时分却让人感觉热得像把手伸进热水里一样，这不正是近的觉得热而远的觉得凉吗？”

孔子听了两个小孩的辩论，认为他们说得都有道理，也无法判断这是怎么一回事。

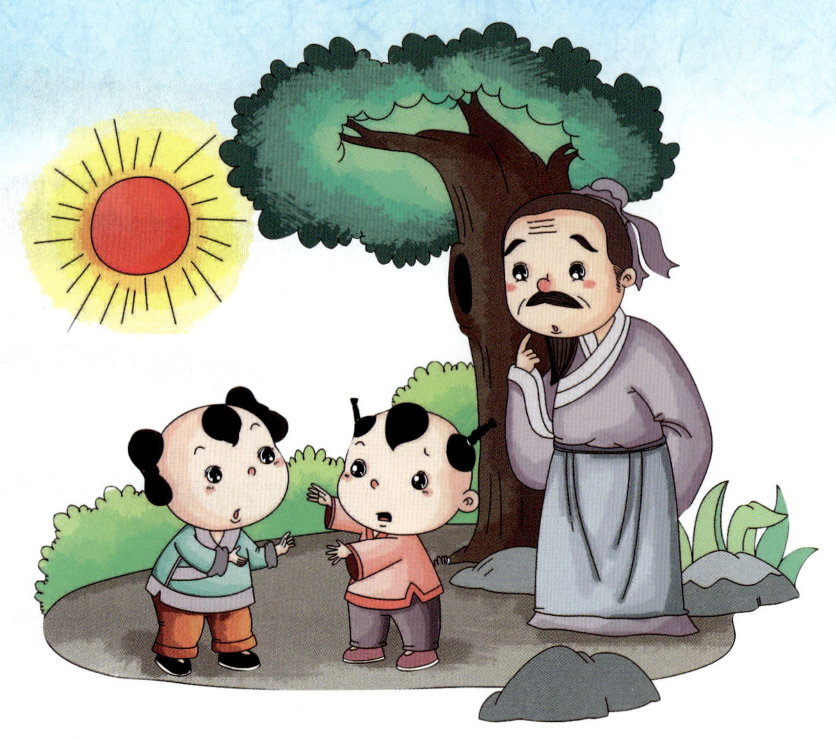

上面这则故事告诉我们，古人很早就善于观察天地万物，并且在观察的基础上将事物的特征抽象出来，从而发明了阴阳的概念，并用阴阳来划分世间万物：凡是运动着的、外向的、上升的、温热的、明亮的都属于阳；相对静止的、内守的、下降的、寒冷的、晦暗的都属于阴。比如古人朴素地认为天上有太阳和月亮，太阳温热、明亮所以属于阳，月亮清凉、皎洁所以属于阴；朝南向日的地方属于阳，朝北背日的地方属于阴。《黄帝内经》所载的“水火者，阴阳之征兆也”，说明水和火很能代表阴和阳的含义。

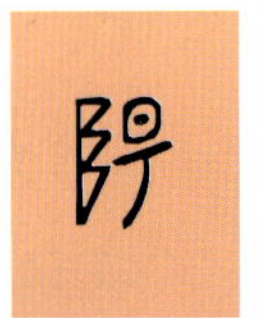

阳（甲骨文）

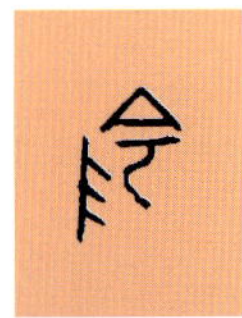

阴（金文）

故事中两个小孩关于太阳大小、温凉的辩论，反映了在当时条件下古人对于事物的朴素观察方法，尽管算不上真正的科学解释，但在当时代表了用阴阳对立统一的概念去分析认识事物的一种先进方法。这一方法对于中医学理论的创立同样具有重要的指导作用。中医学就是用阴阳来说明人体的组织结构、生理病理、诊断治疗、药物性质等，从而构建了独具特色的理论体系，传承了源远流长的中华医药文化。

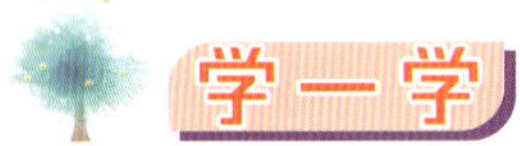

学一学

用阴阳说明人体组织结构

中医学认为，人体是一个有机的整体，人的一切组织结构既是有机联系的，又可以划分为相互对立的阴、阳两部分。如人体的上半身属阳，下半身属阴；体表部分属阳，体内部分属阴；体表的背面属阳，腹面属阴；四肢外侧为阳，内侧为阴等。同时还认为，人体内部的组织器官主要由五脏和六腑组成，也同样可以划分为阴、阳两部分，即肝、心、脾、肺、肾五脏属阴，胆、胃、大肠、小肠、三焦、膀胱六腑属阳。

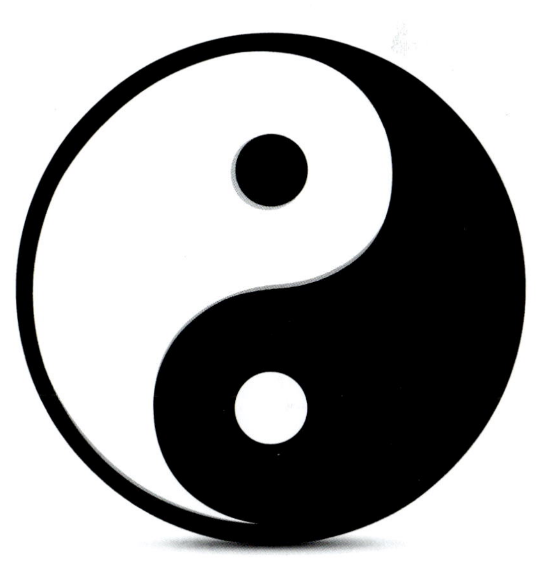

太极图

将人体组织器官分为属阴的部分和属阳的部分，有利于分析研究正常的组织结构，进而有利于分析生理情况下的人体的阴阳运动变化，并有利于应用阴阳来分析诊治疾病。因此，阴阳是古人的一种分析工具，并不是迷信。要想了解古人对于生命的解释，就必须了解古人如何用阴阳来分析疾病、诊治疾病。

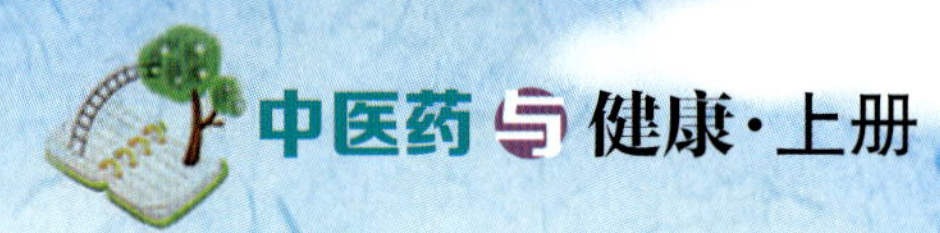

用阴阳诊断疾病

中医学认为，从阴阳消长的角度分析人体疾病的发生，主要是阴阳的某一方过分强盛或者过分虚弱，称之为“阴阳失调”。医生看病时通过望、闻、问、切的四诊手段，只要了解了人体阴阳失调的情况，就可以诊断疾病，从而为治疗用药提供可靠依据。例如，面部色泽鲜明者属阳，晦暗者属阴；声音高亢者属阳，低微者属阴；身热喜寒者属阳，身寒喜暖者属阴等。我们平常看中医时，经常能听到医生提及寒证、热证、表证、里证、虚证、实证，以及肾阴虚、肾阳虚、心阴虚、心阳虚等，就是中医运用阴阳看病辨证、开方用药的具体应用。

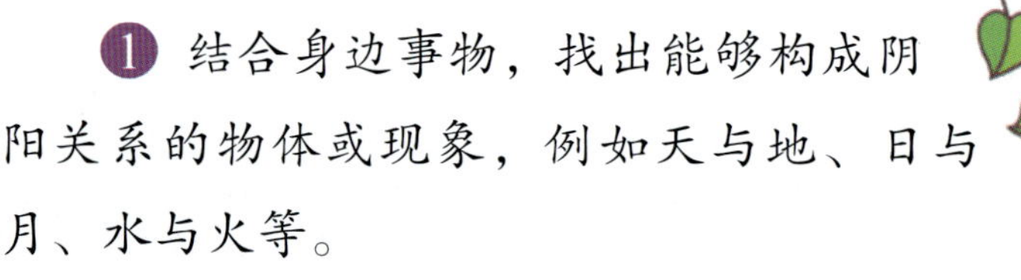

1. 结合身边事物，找出能够构成阴阳关系的物体或现象，例如天与地、日与月、水与火等。
2. 学习了本课，你能说出人体脏腑中五脏的阴阳属性吗？

6 妙用五行

五行是创建中医理论的重要哲学思想，它来自古人对日常生活事例的观察与总结。古人运用五行原理来预防和治疗疾病，这其中有什么奥秘吗？我们一起来探寻一下。

章老中医治五更泻

初夏，一个刘姓病人去镇上知名医馆找章老先生看病。他穿着一件袄子，脸色淡白，形体消瘦，双手插在口袋里，一副没精打采的样子。章老先生问他：“你哪里不舒服啊？”病人回答：“我怕冷，每天天还没亮，我就得起床拉肚子，拉的都是没消化完的食物，有时还头晕目眩、腰酸背痛，太痛苦了。”章老先生仔细号脉，又望了望他的舌头后说：

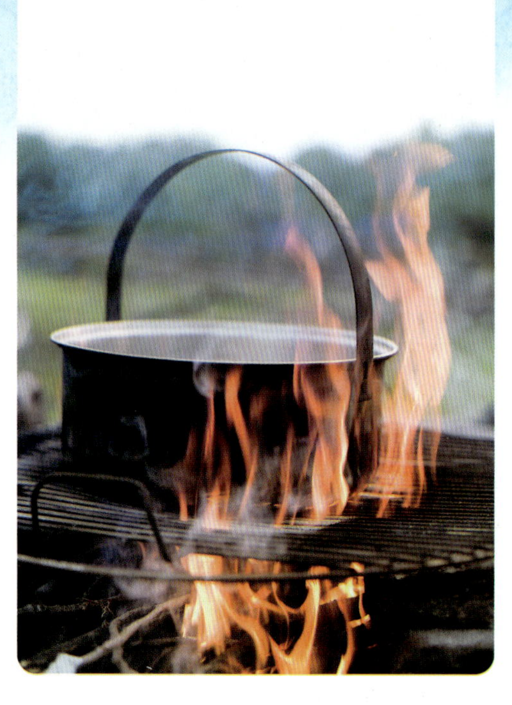

"你的病是脾肾虚寒导致的五更泻，可以用四神丸治疗。"

半个月后，病人在路上遇见章老先生，开心地说："我好多了，但是我想知道这四神丸为什么会有如此神奇的效用。"

章老先生笑着说："道理很简单，你的病就好比冷锅煮饭。五行里面，火可生土，补火可暖土。人的火力主要靠肾中阳气，人的脾胃就是那口锅，肾中阳气不足，火力不够，锅就不热，米再好也不会熟，所以就得给你加把柴添个火，锅热了，水开了，米就熟了。四神丸中的补骨脂、吴茱萸、肉豆蔻三味药补肾阳暖脾胃，而五味子的效用犹如锅盖，可以将热气聚集起来。热气集聚，锅热得就快了。"

听着章老先生的解释，病人连连称奇。

想一想

故事当中，章老先生熟稔（rěn）五行的生克关系，遵循其中的规律来治病，药到病除，并形象地用生活常识为病人解释了其中的奥妙。中医五行理论，是由古人对日常生活事例的观察、总结、提炼而成的。例如，从木材燃烧后生成灰土的现象，总结出木能生火、火能生土的理论，推测肾中阳气（火）衰微会影响脾（土）阳的运化，出现五更泻。因此，治疗此病采用添柴烧锅、补火暖土的方法，方证相符，药到病除。

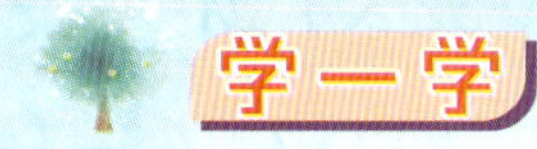

五行学说

五行，即木、火、土、金、水五种物质及其运动变化。五行最初的含义是指我们日常生活中能接触到的木、火、土、金、水这五种生活材料，后来聪明的古人将其基本的特性进行了抽象概括，并上升到哲学高度，最终形成了今天我们用于阐释自然界事物变化规律的五行学说。

五行学说认为，宇宙间的任何事物都不是孤立的、静止的，而是在不断运动中维持着协调平衡。中医学就是通过五行把人体的脏腑功能活动与自然界的季节、气候、方位、五味、五色等有机联系起来，并在其运动变化中保持协调平衡关系。例如，肝属木，与自然界中的春天、风、东方、酸味和青色具有特殊的通应关系。以此相推，五脏与自然界形成五个系统联系的整体，并且不断运动，维护着机体的健康。

五行	五脏	季节	气候	方位	五味	五色	情绪	五官
木	肝	春	风	东	酸	青	怒	目
火	心	夏	暑	南	苦	赤	喜	舌
土	脾	长夏	湿	中央	甘	黄	思	口
金	肺	秋	燥	西	辛	白	悲	鼻
水	肾	冬	寒	北	咸	黑	恐	耳

五行生克

五行生克，即五行的相生与相克。五行相生，指的是五行中的某一行对另一行具有促进和助长的作用。五行相生的次序是木生火、火生土、土生金、金生水、水生木。简单地理解就是：钻木可取火，所以说木生火；火烧了木材后便留下灰土，因而火生土；土聚成山，山长金石，所以说土生金；金属可熔化成铁水、铜水等，因而金生水；水能灌溉树木，所以说水生木。

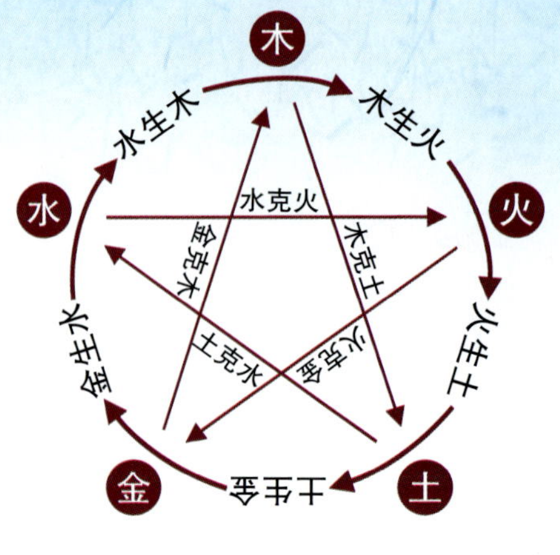

五行生克图

五行相克，是指五行中的某一行对另一行具有抑制和制约的作用。五行相克的次序是木克土、土克水、水克火、火克金、金克木。简单地理解就是：树根越扎越深，土层就会瓦解开来，所以说木克土；发洪水的时候，往往用沙土堆来做堤坝，所以说土克水；发生火灾的时候我们会用水来熄火，因而水克火；火可以熔化金属，因而火克金；铁斧可以伐木成舟，所以说金克木。

五行相生相克应用了“取象比类”的特殊思维，但是其本质是让经验便于记忆和推导。

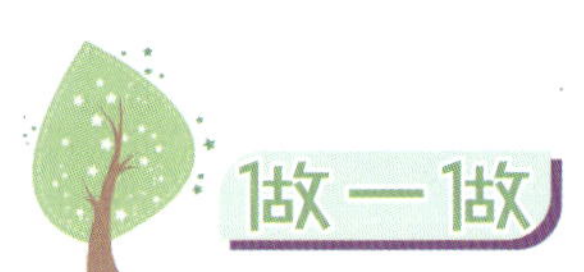

做一做

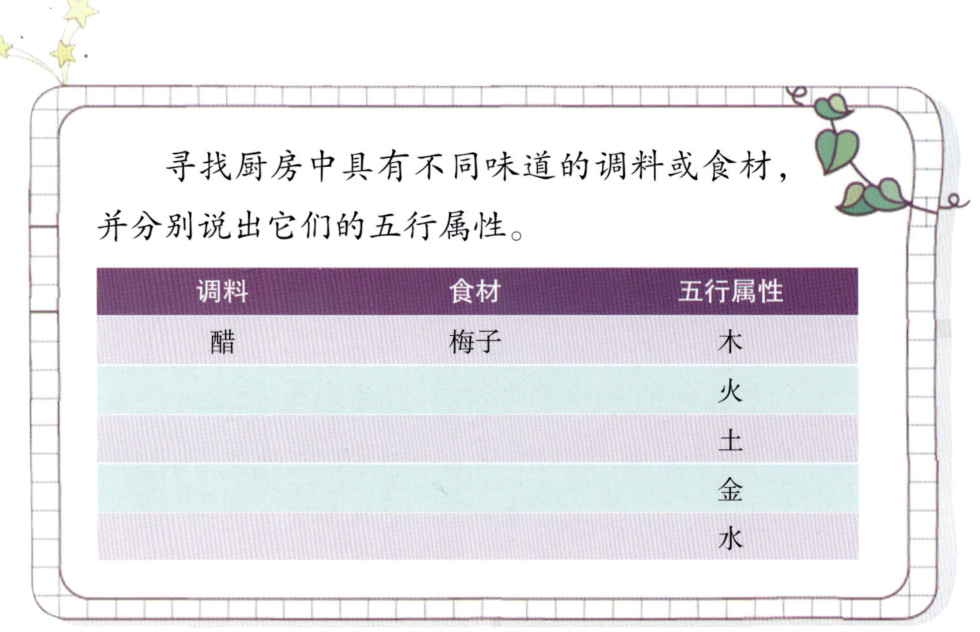

寻找厨房中具有不同味道的调料或食材，并分别说出它们的五行属性。

调料	食材	五行属性
醋	梅子	木
		火
		土
		金
		水

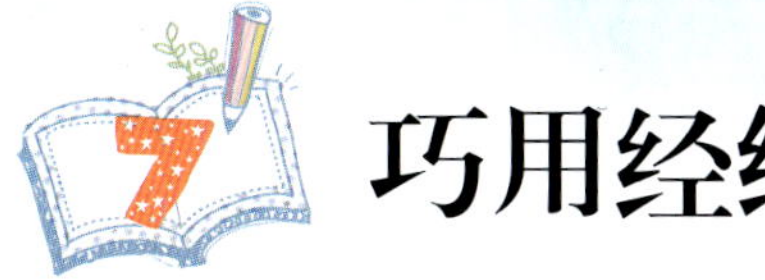

巧用经络

经络是人体的“网络系统”，它联系全身组织器官，运输气血营养物质，是古人的重大发明。经络在中医治病时具有怎样的重要作用呢？

读一读

张景岳治牙痛

明朝时，有一位男子，四十余岁，平日里爱吃大鱼大肉、辛辣食品。突然有一天，他牙龈（yín）出血，牙齿疼痛，一连好几天吃不下饭，睡不好觉，人也越来越憔悴。恰巧他邻村的一个亲戚知道附近住着大名医张景岳，就让他马上去看病。张景岳看过以后，对病人说：“你这个病在足阳明胃经之上，因为足阳明胃经上行进入齿中，而你平时吃的大鱼大肉、辛辣之品太多，导致阳明郁

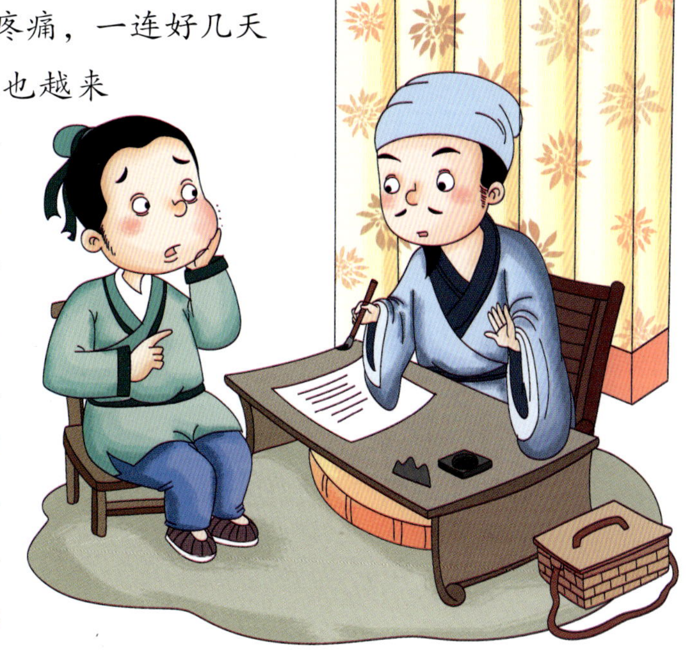

热不解，循经上犯牙齿，所以应该用清泻阳明的方子，可以用我所研制的玉女煎，好好服几帖药就行了。”病人听了以后，按医嘱服药，果然疾病痊愈，此后他再也不敢乱吃乱喝了。

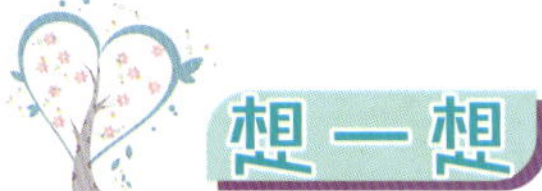

想一想

故事里张景岳应用足阳明胃经上行入齿的道理，治好了男子的牙痛，体现了中医循经治病这一特色。

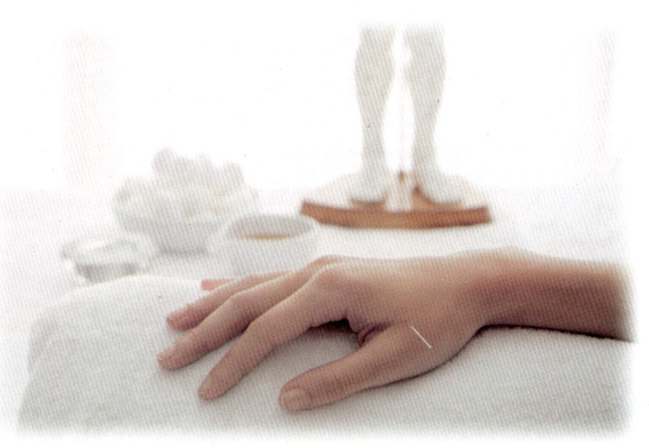

针刺穴位

经络是古人在长期的医疗实践中不断观察、总结而成的人体联络系统，简单来说就像是一张四通八达的交通网，有主干道，有支路，还有立交桥，它是人体气血运行的通路。虽然经络的实质研究至今没有明确的结论，但是古人在日常医疗工作中不断摸索发现的经络线路和在经络上分布的众多穴位，对针灸和汤药治疗都发挥着重大的作用，是中医理论体系的重要组成部分。

学一学

关于经络

“经”有“路径”的意思，简单来说，就是经络系统中的主要通路，存在于人体内部，贯穿上下，沟通内外；“络”有“网络”的意思，简单来说，就是主路分出的支路、辅路，存在于人体的表面，纵横交错，遍

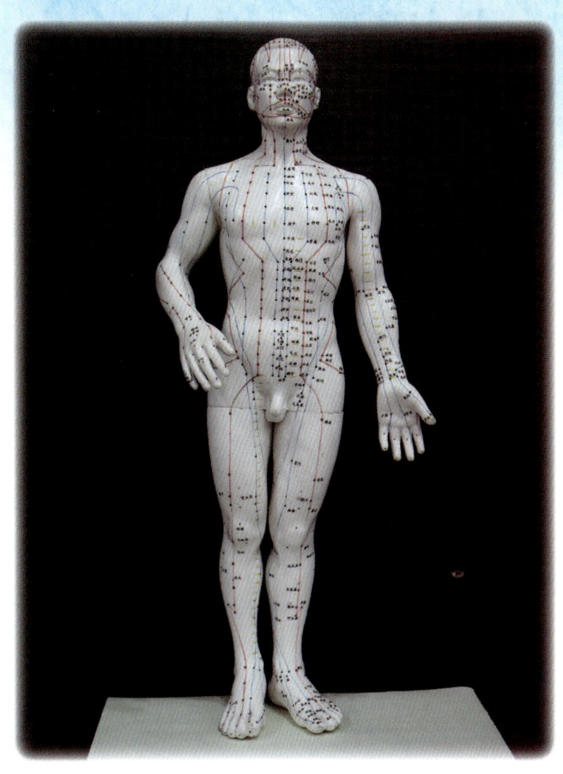

人体经络穴位模型

布全身。《黄帝内经》说:“经脉为里,支而横者为络,络之别者为孙。”

经络就像一座城市的道路一样,将脏腑、骨骼、肢节、肌肉、皮肤等联结成一个有机的整体,同时通过经络输送气血,维持机体气血、阴阳平衡,保障生命健康。

做一做

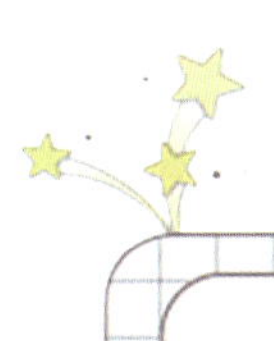

在武侠小说里,练武功常要打通任督二脉。查一查任脉和督脉分布在人体什么部位。

药祖桐君

中药是中医赖以治病的有力武器。医生组方用药，犹如将军排兵布阵，必须讲究兵法，才能决胜千里。中医用药的兵法就是中医药理论。那么，中医是怎么用药的呢？

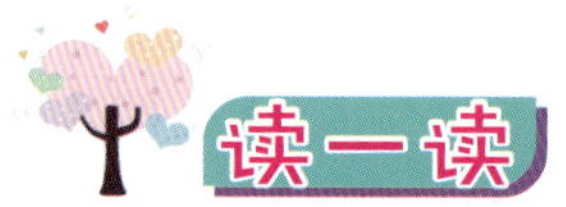

读一读

桐君山

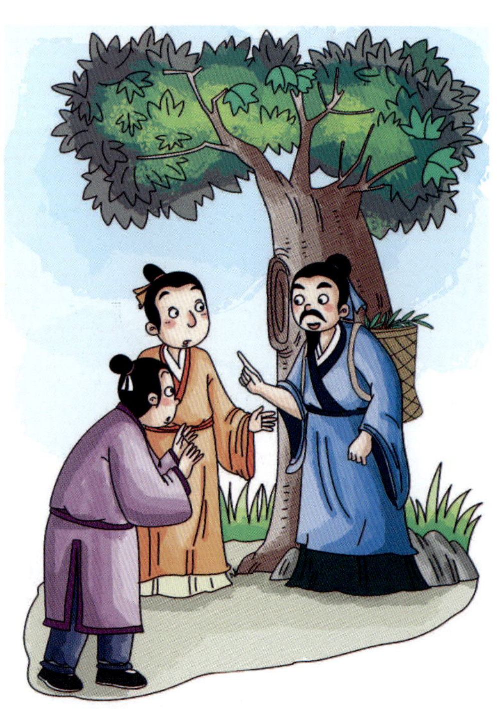

在浙江有一条著名的江叫富春江，在美丽的富春江畔有一座桐君山。相传在黄帝时代，这里住着一位老人，他在一棵梧桐树下建了一座茅草房，平时就在附近的山上采药、炼丹，遍识草木金石。

老人经常给山下的老百姓治病，并且分文不收，当地人都非常感激他。每当人们问他叫什么名字的时候，他都笑而不语，并用手指指身后的大梧桐树。时间久了，人们便把这位老人称为“桐君”，意指梧桐树下的君子。

桐君老人精通药性，哪些药是寒性或凉性的，能够治疗热证；哪些药是热性或温性的，能够治疗寒证，他都了然于胸。他还发现，将几味药合在一起使用，有些会产生毒性，有些可降低毒性，有些则会互相抵消，因此不可随便搭配。他在给人看病时十分注意药物配伍，开的处方都十分灵验。日复一日，桐君老人的医术远近闻名，来找他看病的人络绎不绝。

后来，桐君老人把自己的研究发现写进了《桐君采药录》，在后世广为流传。人们为了纪念他，还把他住的那座山称为“桐君山”。

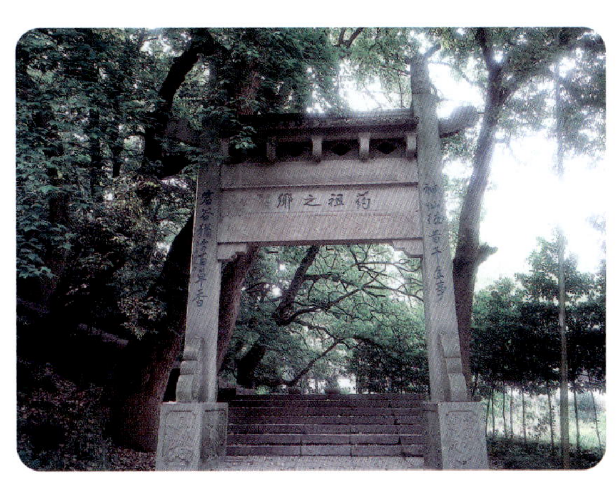

桐君山

想一想

中药的使用离不开中医药理论的指导。中医用中药治疗各种疾病，主要依据中药药性理论。药性是恢复人体内在平衡、治愈疾病的关键所在。寒性或凉性的药物能够减轻或消除热证，如板蓝根对于发热口渴、咽痛等热证有清热解毒的作用。反之，热性或温性的药物能够减轻或消除寒证，如生姜对于腹中冷痛有温中散寒的作用。正如《黄帝内经》所说的“寒者热之，热者寒之”，这是基本的用药规律。故事中的桐君老人之所以医术高明，就是因为他精通药性，有的放矢。

疾病的发生和发展往往是错综复杂的，单用一味药难以兼顾各方，所以医生临床往往需要同时使用多种药物，这就是通常所说的“复方”。药物配合使用，它们之间就可能产生各种变化。有些变化对治疗是有益的，如增强疗效、降低毒性等，这些就需要加以利用；有些变化对治疗是有害的，如降低疗效、增加毒性或产生副作用等，这些就需要加以避免。中医通过观察，总结出药物配伍规律。桐君老人被认为是史上最早发明中药配伍规律的医学家，足见其对中医药发展的贡献。

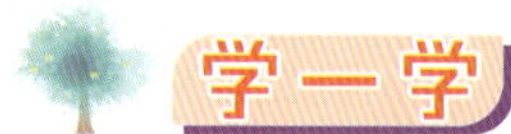

学一学

《桐君采药录》

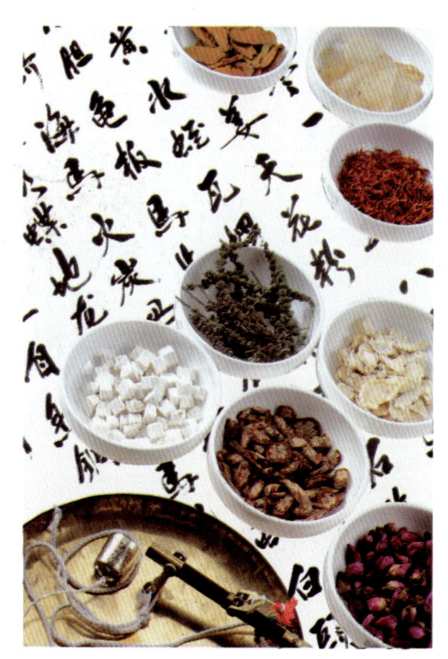

《桐君采药录》将药物分为上品、中品和下品三类，分别记录了各药的性味，有无毒性，植物类药在不同月份或季节的外形特征(花、叶、茎、蔓、色彩等)、采收的时令及必要的加工，以及简要药性，中药配伍规律“七情”中所畏、所恶和所使特征，还列有某些简易的医疗方剂。

在中国古代药学史上，《桐君采药录》一书的传播过程曾经历了千余年时间，对于国内外药学界都产生了一定的影响，但其后原书失传。桐君的贡献是为中药的分类、药性理论和中药配伍原则奠定了基础，故后人尊称其为“中药鼻祖”。

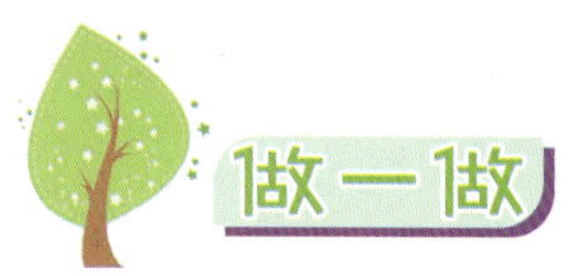

做一做

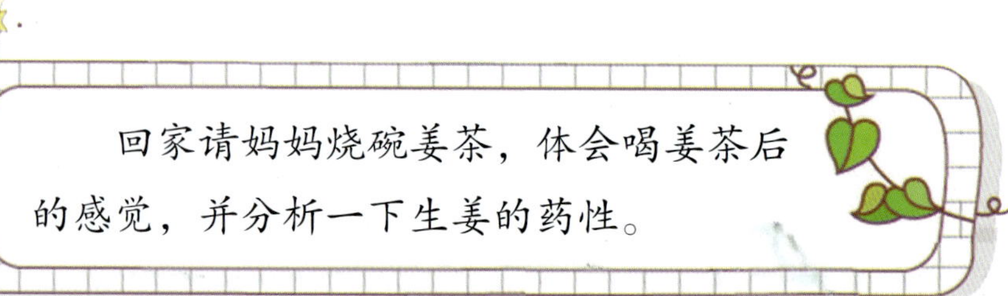

回家请妈妈烧碗姜茶，体会喝姜茶后的感觉，并分析一下生姜的药性。

9 上工治未病

中医治病提倡预防为主，强调在没有生病时着重做好预防工作，增强机体抵抗疾病的能力，也强调在生病以后及时进行治疗，以防止疾病发展变化。这一观点就是人们常说的“上工治未病”。

扁鹊三兄弟

扁鹊是战国时期的名医。有一次他去见魏文王。魏文王问：“听说你们家兄弟三人都擅长医术，那么谁的医术最高明啊？”扁鹊老老实实地回答说：“我大哥医术是最高的，我二哥其次，我是医术最差的一个。”魏文王惊讶地问道：“那为什么你天下闻名，而他们两人默默无闻呢？”

扁鹊解释道：“因为我大哥给人治病，是在疾病还未真正形成时，那时候病人自己还不觉得有病，大哥就做到了防病于未然，所以他的医术很难被人认可，名声也传不出家门。我二哥给人治病，是在疾病刚刚开始的时候，症状不太明显，病人也没多大痛苦，他一用药就把病给除去了，因此乡里人都认为他只是治小病很灵，却不知道这个病发展下去是会要命的。而我治病，都是在病情十分严重之时，病人痛苦万分。这时候他们看到我在经脉上用针放血，给他们吃烈性药，把药膏敷在皮肤上，或直接把病患处切掉，使病情得到缓解，就觉得我能治愈各种大

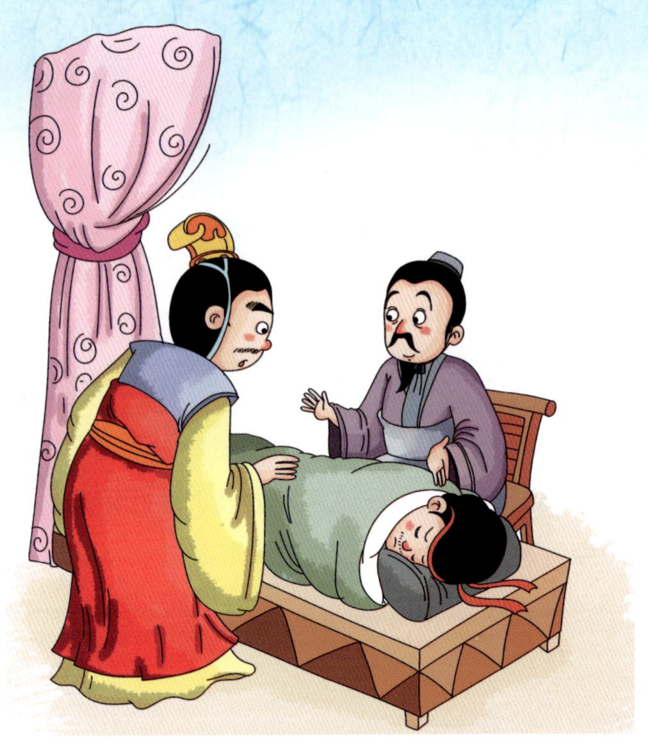

病，能够起死回生，所以名声才会越传越响。”魏文王恍然大悟：“确实是这样啊！”

想一想

中医有句关于养生防病的名言：“上工治未病。”这里的“上工”是指技术高明的医生。这个故事告诉我们，最高明的医生是将治病的重点放在预防疾病的发生和发展上，做到未病先防和小病早治，尤其是做好增强体质、提高机体抵抗力的工作。

“治未病”的理论出自我国现存最早的中医经典著作《黄帝内经》。其中提出：“是故圣人不治已病治未病，不治已乱治未乱，此之谓也。夫病已成而后药之，乱已成而后治之，譬犹渴而穿井，斗而铸锥，不亦晚乎？”意思是说高明的医生是不会等到疾病已经发生才去医治，而是治疗（预防）在疾病发生之前，如同治理国家不可等到混乱已经发生再去治理

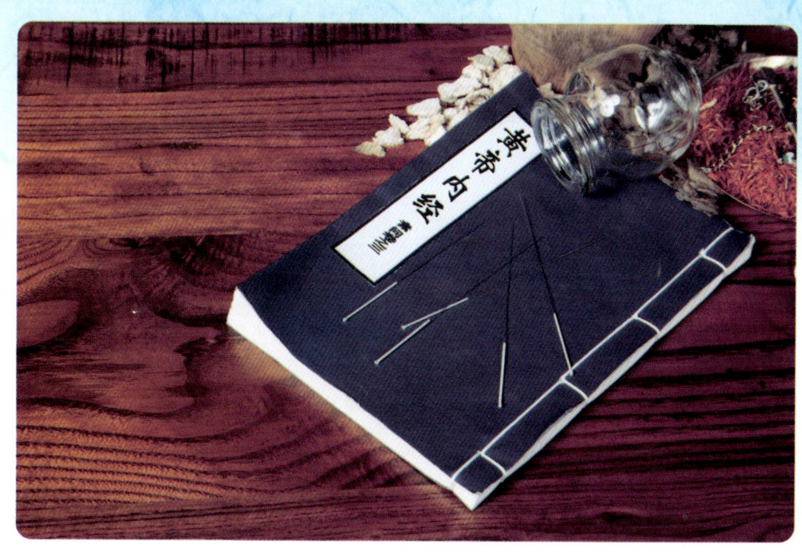

我国现存最早的中医经典著作《黄帝内经》

一样。

疾病都是逐渐发展变化的，在还没有生病的时候进行预防是控制疾病发生最有效的方法；而一旦生了病，在其早期尽快及时地处理也是积极的态度。所以在疾病发生之前或萌芽之初，一定要把握时机，采取积极的干预措施，以防止疾病的发生、发展，从而达到“治未病”的目的。

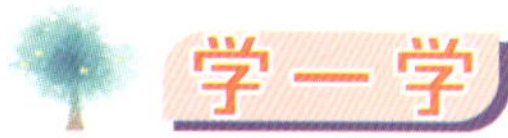

未病先防、已病防变和愈后防复

中医“治未病”可以延伸为未病先防、已病防变和愈后防复三大内涵。未病先防即防病于未然，是指人们在没有患病的时候，要积极预防疾病的发生，强调通过饮食、精神、运动的调理增强体质，防止发生疾病；已病防变是指在患病以后要积极采取措施预防疾病加重，控制其发展演变，依据疾病的发生、发展规律及其转变途径，做到早期诊断、有效治疗，治在疾病发作、加重之先；愈后防复是指在疾病治愈或病情稳

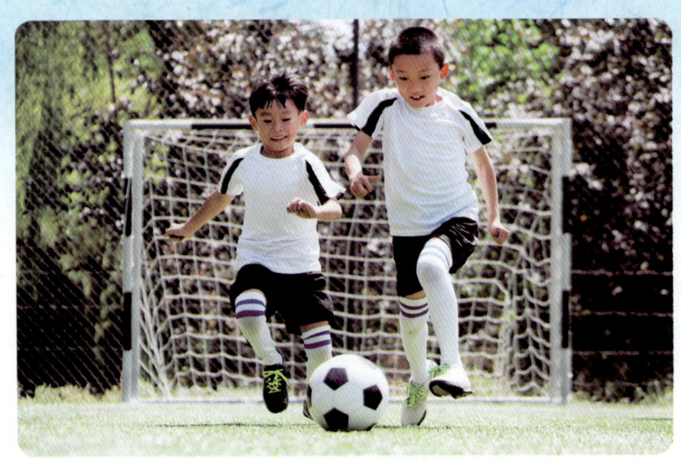

运动增强体质

定之后，要采取一切有效措施促使脏腑组织功能尽快恢复正常，达到邪尽病愈、病不复发的目的。

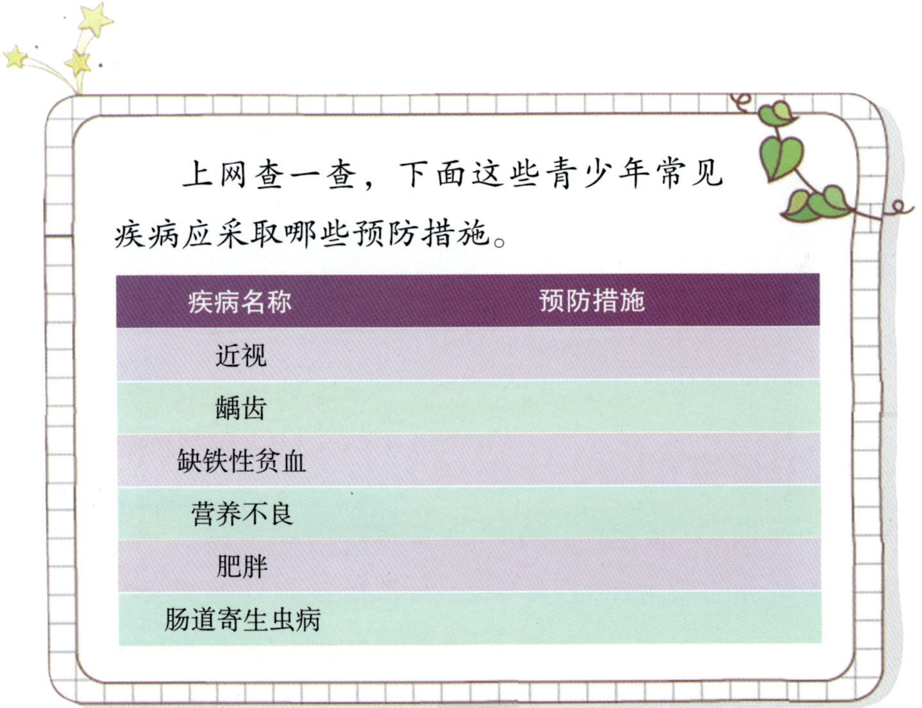

上网查一查，下面这些青少年常见疾病应采取哪些预防措施。

疾病名称	预防措施
近视	
龋齿	
缺铁性贫血	
营养不良	
肥胖	
肠道寄生虫病	

岐伯论治咳嗽

中医学认为，机体各个组成部分之间存在着密切相关性，所以中医治病应着重于整体治疗。那么，咳嗽的治疗通常应该从哪个脏腑入手呢？

读一读

黄帝岐伯说咳嗽

相传，我国远古时代有一位著名的医家名叫岐（qí）伯，他是黄帝的医官，负责管理医疗事务、品尝百草、诊治疾病，并且经常和黄帝一起讨论医学问题，所以就连黄帝也尊称他为“天师”。

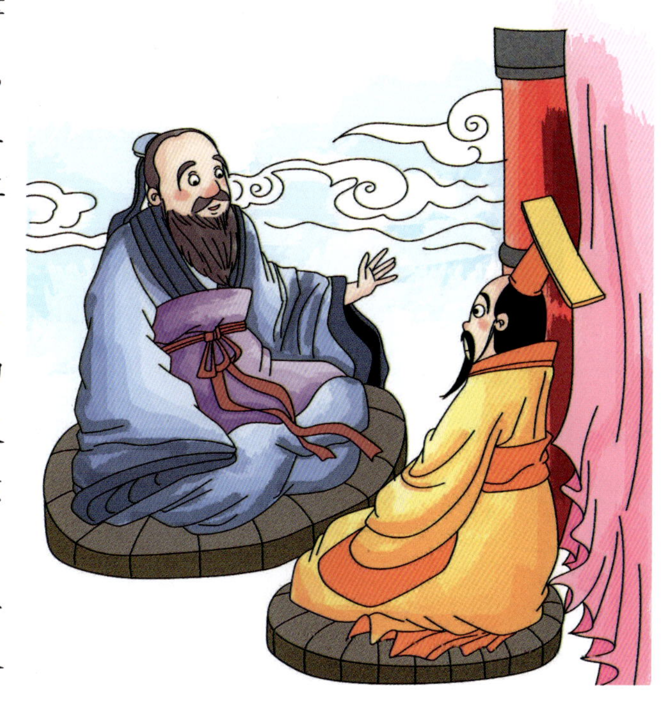

有一天，黄帝问岐伯：“听说先生医术高明，我想向您请教一个问题。请您谈谈为什么肺脏的病变会引起咳嗽呢？”

岐伯回答道：“咳嗽是一种常见病，非但肺脏病变会引起咳嗽，其他五脏六腑的病变也都能传到肺脏而致病。因为人体是一个整体，各个脏腑之间通过经脉联络会相互影响，五脏六腑在与其对应的季节感受的邪气会传到肺脏，导致肺气不利而咳嗽。尤其是皮毛感受了寒邪或吃了寒冷的饮食后，更容易使内外邪气共同作用而加剧咳嗽。因此，治疗咳嗽必须从整体出发，针对五脏咳或者六腑咳的不同临床表现，采用不同的针刺法进行治疗，五脏咳要针刺五脏相应经脉的穴位，六腑咳要针刺六腑相应经脉的穴位，这样就能取得比较理想的疗效。”

黄帝听后大为佩服，命人将岐伯的观点写成《咳论》，编入《黄帝内经》，传给后世。

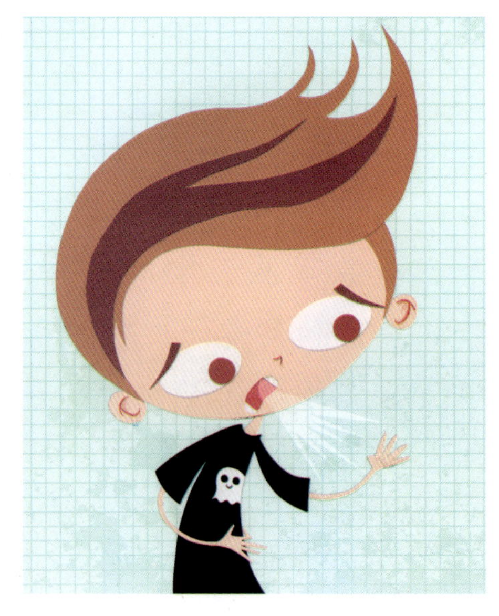

从以上故事可以看出，咳嗽似乎是肺脏与气管本身的病变，但是依据《黄帝内经》中“五脏六腑皆令人咳，非独肺也”的理论，咳嗽的发生其实是五脏六腑在不同季节感受邪气传至肺脏而引起的，所以应从中医整体观出发，分别采用针刺其相应经脉穴位的方法进行治疗，这为后世针刺和药物治疗咳嗽指明了方向。

这则故事生动形象地告诉我们，中医治病并不是头痛医头，脚痛医脚，而是要从人体内在脏腑之间的整体联系出发进行诊疗，突出体现了人体是一个有机整体的中医理论体系特色。

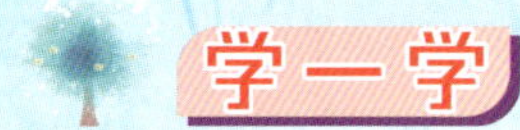

整体观念

中医学非常重视人体本身的统一性、完整性及其与自然界的相互关系。首先，它认为人体是一个有机的整体，构成人体的各个组成部分之间在结构上是相互联系的，在功能上是相互协调、互为补充的，在病变时则会相互影响。其次，人体这一有机整体与自然界也是密不可分的，自然界的变化随时影响着人体，人体在不断适应自然界变化的过程中维持着正常的生命活动。

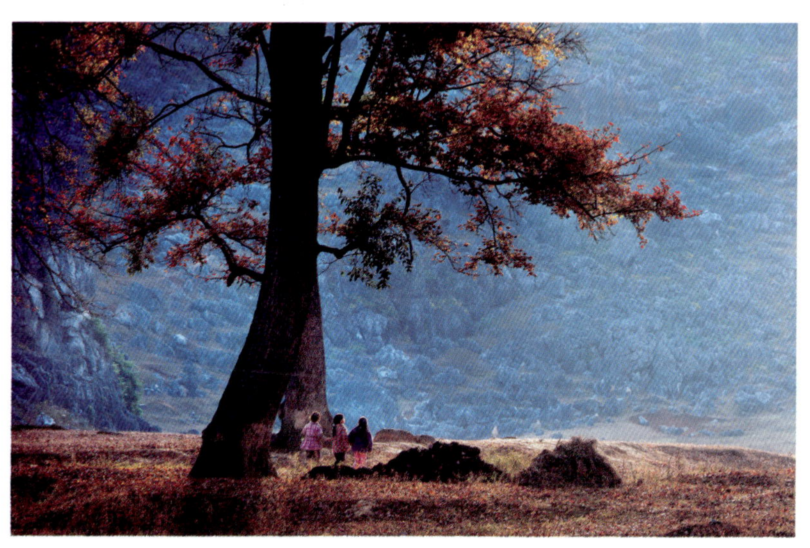

中医分析病情和处方用药最重要的就是从整体出发，例如鼻子、皮肤、眼睛等局部的病变，在治疗的时候要联系到其内在相关的脏腑，并且从脏腑入手进行治疗，才能取得较好的效果。这是中医治病神奇的奥妙所在。

五脏与五官

中医学认为，肝、心、脾、肺、肾五脏各有其对应的官窍，所以有“肝开窍于目”“心开窍于舌”“脾开窍于口”“肺开窍于鼻”“肾开窍于耳”的说法，高度概括说明了五脏与五官之间的整体联系。

例如，眼睛是人体的视觉器官，与肝脏功能密切相关。人得了肝病就会在眼睛上反映出来，出现双目发黄、眼角发青或者看不清东西，以及眼睛发红、发胀、发干等症状。反之，长时间地看书、看电视等，也可耗伤肝血，引起肝脏受伤。

做一做

1 请将下列五官与相应的五脏连接起来。

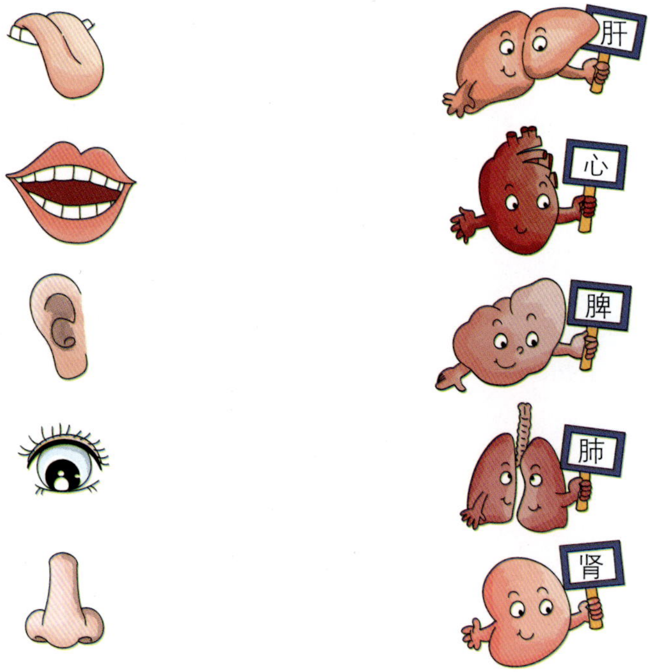

肝

心

脾

肺

肾

2 谈谈你对“头痛医头，脚痛医脚”的看法。

扁鹊望色诊病

每个人的面部皮肤颜色和光泽都会有细微的变化，反映的是体内五脏精气的盛衰情况。望色诊病是中医望诊的重要内容，也是中医特色思维——司外揣内的重要体现。

讳疾忌医

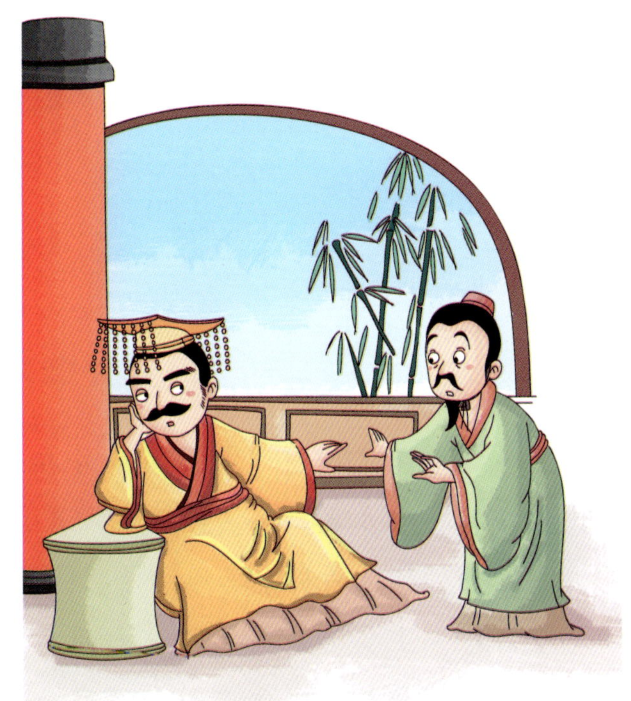

有一天，扁鹊觐（jìn）见蔡桓公，站着看了一会儿便说：“君王，您的皮肤纹理间有点小病，不医治的话，恐怕要更厉害了。”桓侯说：“我没有病。”扁鹊走后，桓侯毫不在乎地说：“医生就喜欢给没病的人看病，并以此炫耀自己的能耐。”

过了十天，扁鹊又来拜见桓侯，说道：“君王，您的病已经到了肌肉里，不医治的话，会更加严重。”桓侯仍不理睬他。扁鹊走后，桓侯很不高兴。

十天后，扁鹊再来拜见桓侯，对桓侯说：“君王，您的病已经到了肠胃中，不医治的话，会更加严重。”桓侯还是不加理睬。

又过了十天，扁鹊看到桓侯后转身就跑。桓侯特地派人去问他。扁鹊说：“病在皮肤，用烫熨可治；病到了肌肉，用针灸可治；病到了肠胃里，内服汤剂尚可医治；而病到了骨髓里，那就是司命所管的事了，医药已经没有办法。现在他的病已经到了骨髓，所以我不再说话了。”

过了五天，桓侯浑身疼痛，派人寻找扁鹊，扁鹊已经逃到秦国去了。没过几天，桓侯就死去了。

想一想

这个故事就是成语“讳疾忌医”的典故。在故事里，扁鹊运用高超的望诊技巧，通过对蔡桓公的神情、面色、体态等外部细微变化的观察，断定蔡桓公的病情由浅入深，逐步发展，直至病入骨髓，无药可救。临床上，医生以人体外部可见的各种征象为依据，判断疾病的性质、部位以及严重程度等，这就是中医“司外揣内”的诊病原理。

学一学

司外揣内

司外揣内，是指通过观察事物外在表象，以揣测分析其内在状况和变化的一种思维方法，也被称作“以表知里”。它是古人在长期医疗实践中形成的一种独特的科学思维方法。

中医诊病主要是采用司外揣内的方法，应用望、闻、问、切四诊手段，通过辨证分析确定体内脏腑病变，从而指导治疗用药。例如，发现舌尖红、有芒刺且疼痛，就知道是由于心火太旺的关系；发现鼻流浊涕，就大体可以判断肺脏有热。中医的许多理论其实就是运用司外揣内的思维方法不断加以丰富和完善的。

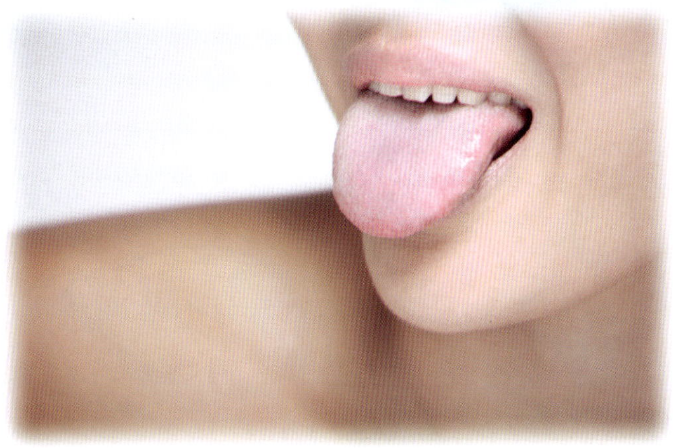

望舌诊病

望色诊病

望色诊病是指通过观察面部皮肤颜色和光泽的变化来了解病情的一种望诊方法。

皮肤的颜色主要分为青、赤、黄、白、黑五种，分别对应肝、心、脾、肺、肾五脏。由于面部血脉丰富，因此能够反映人体气血运行以及脏腑的健康状况。例如，面色萎黄，往往预示脾胃虚弱；面色发青，则多是肝脏出现了问题。

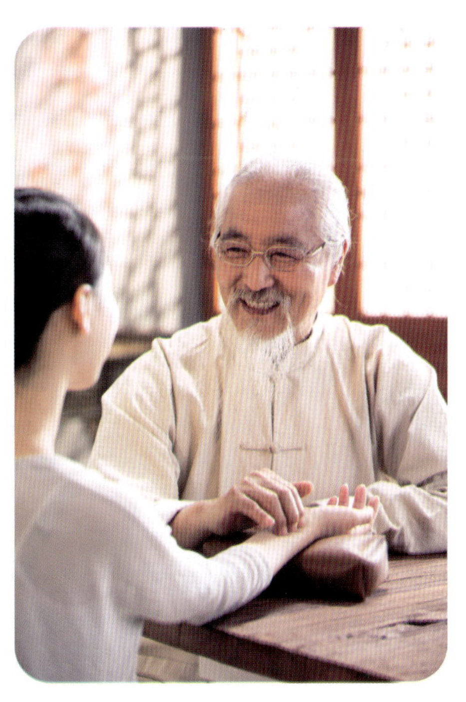

望色诊病

皮肤的光泽主要指皮肤滋润或枯槁。如气色鲜明、润泽，表示病情轻浅，预后良好；反之，如面容枯槁、没有光泽，往往预示体内精气受伤，疾病向坏的方向发展。

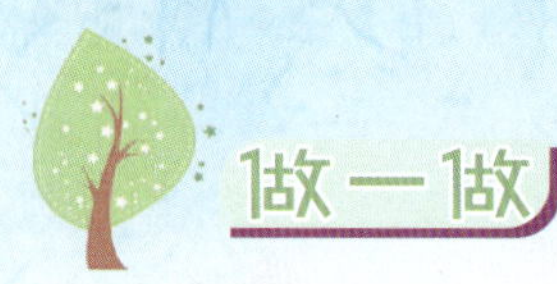

做一做

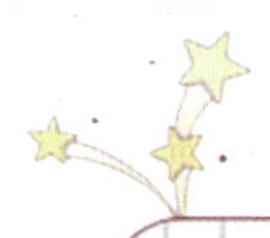

❶ 拿出镜子，观察自己或者身边的人的面色，简单判断是否可能存在健康问题。

❷ 《红楼梦》里的林黛玉弱不禁风、面色苍白，你认为她哪个脏器可能出了问题？

华佗同病异治

中医治病的主要特点是辨证论治，相同的疾病往往采用不同的治法，不同的疾病也有可能采用相同的治法。那么，古代的名医究竟是怎样进行同病异治的呢？

读一读

倪寻和李延

华佗是东汉末年著名的医学家，其医术精湛，被后人称为“神医华佗”。晋代《三国志》中记载了一个关于华佗治病的小故事。

有两位病人，一位叫倪寻，一位叫李延，都是衙门里的官差。两人发病的症状都是头痛、发热，于是相约一起请华佗看病。华佗分别为倪寻、李延仔细诊病后，给倪寻开了导泻的方子，给李延开了发汗的方子。两人不解，就问华佗："为什么一样的病症却用了不同的药呢？"华佗微微一笑，说："那是因为你们虽然病症相似，但是引发疾病的原因不一样。倪寻你的病是由里实证引起的，病邪在体内，所以我用泻下的方法，让病邪从体内排出；而李延你的病是由风寒引起的，病邪在体表，所以我用发汗的方法，让病邪随汗而解。病因不同，方药自然也就不同了。"这天晚上，倪寻吃完药拉了肚子，李延吃完药发了汗，第二天两人就都痊愈了。

想一想

从上面这则故事我们可以知道，中医看病讲究的是辨证论治，是针对疾病本质采取个性化治疗，所以一般情况下都是一人一方，对证用药。

故事中两人所患的虽然都是头痛、发热，但因为他们的体质和感受病邪的差异，所表现出来的疾病证候是不同的，一个属里实证，一个属表实证，所以华佗制订了不同的治疗方案，一人用泻下法，一人用发汗法，最后都取得了很好的疗效。

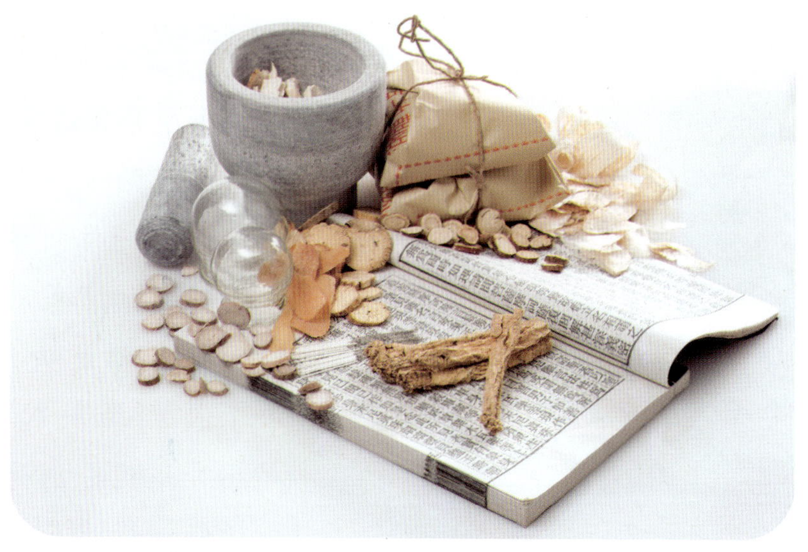

辨证选药

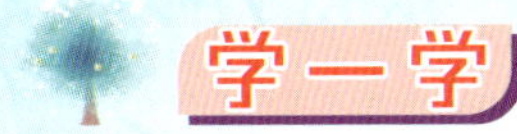

辨证论治

辨证论治，是指医生对病人进行认真细致的望、闻、问、切后，判明疾病的证候，确定其致病原因、病邪性质、病变部位以及邪气正气的力量对比情况，最后有针对性地进行治疗。例如，感冒时会出现相应的头痛、发热、怕冷等症状，舌苔与脉象的表现也不同，表明体内可能有风寒外感或风热侵犯。因此，医生看病时要运用四诊法（即望、闻、问、切），准确地将病人致病的风寒或风热证候辨别清楚，再应用辛温或辛凉的治法处方用药。

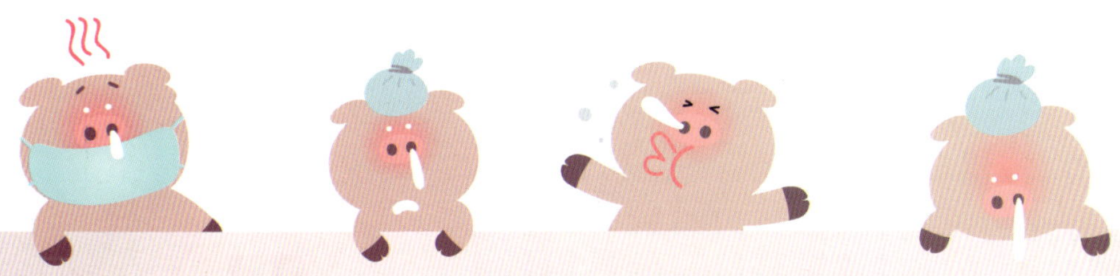

- 风寒感冒是风寒之邪外袭、肺气失宣所致。症状表现为恶寒重、发热轻、无汗、头痛身痛、鼻塞流清涕、咳嗽、吐稀白痰、口不渴或渴喜热饮、苔薄白。治法应以辛温解表为主。
- 风热感冒是风热之邪犯表、肺气失和所致。症状表现为发热重、微恶风、头胀痛、有汗、咽喉红肿疼痛、咳嗽、痰黏或黄、鼻塞流黄涕、口渴喜饮、舌尖边红、苔薄白或微黄。治法应以辛凉解表为主。

同病异治与异病同治

同病异治，是指同一种疾病，由于其发病的时间、地区及病人机体的反应性不同，或处于不同的发展阶段，从而表现出不同的证候，因而治法不同。如华佗治疗头痛、发热可以采用泻下法与发汗法。其他如治咳嗽可以用宣肺法、清肺法和养肺法，治泄泻可以用升提法、温肾法和健脾法等。

异病同治，是指不同的疾病在其发展过程中，由于出现了相同的病理变化，表现出相同的证候，因而可以采用同一种方法来治疗。如口腔溃疡、牙痛、便秘、背部热疮等都可以由火热炽盛引起，也都可以用清热泻火法来治疗。

由此可见，中医治病不是着眼于“病”的异同，而是着眼于“证”的区别，即所谓“证同治亦同，证异治亦异”。

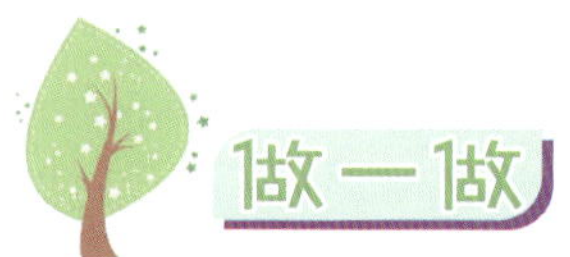

做一做

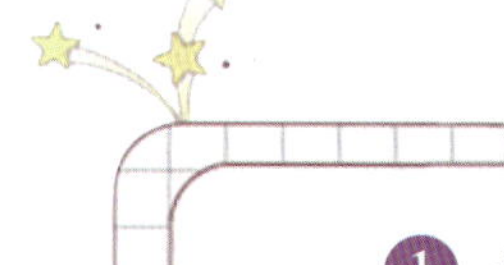

❶ 请你为身边的人解释为什么喝姜茶既可以治疗风寒感冒，又可以治疗胃寒呕吐。

❷ 小明同寝室的同学咳嗽刚治好，不想小明也患上了咳嗽，他就把同学吃剩的中成药拿来吃。你觉得这种做法对吗？为什么？

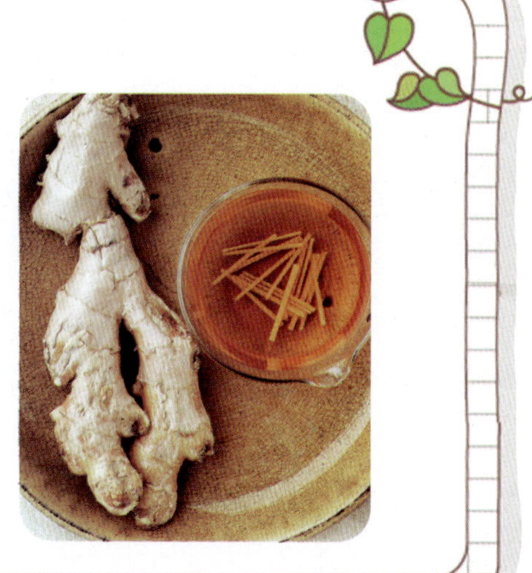

13 春捂秋冻

在冬春和夏秋季节交替的时候，常常听到长辈们说要“春捂秋冻”。这其中蕴含着怎样的中医养生智慧？让我们一起来学一学吧！

捂出来的感冒

壮壮是一名刚上一年级的小学生，活泼可爱，喜欢运动。正式上学了，全家人对壮壮寄予厚望，对他的生活和学习也关注有加。但是，最近壮壮妈妈被壮壮反复发作的感冒弄得焦头烂额。身边的亲戚朋友建议，孩子总是感冒，可能是体质差，可以看看中医调理一下。于是，妈妈带着壮壮来到了中医医院。中医儿科的陈医生一边听妈妈的讲述，一边仔细检查壮壮的身体状况。一个细节引起了陈医生的注意。时

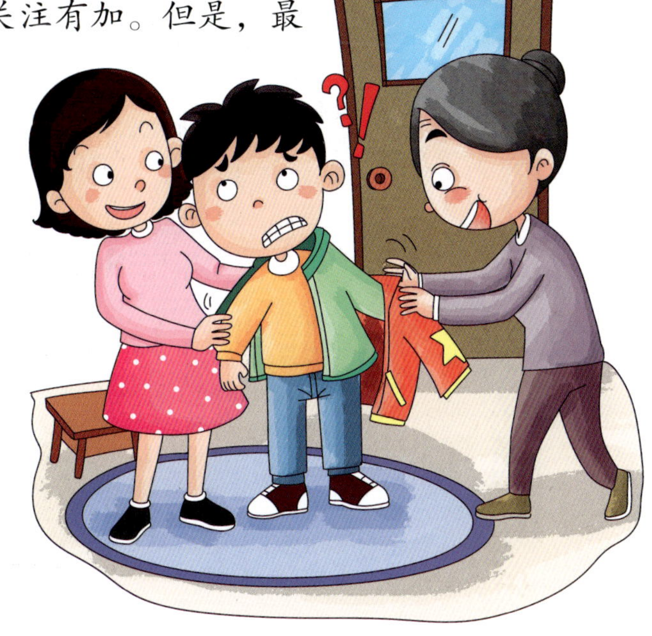

值秋季，可壮壮里三层外三层地穿了好几件衣服，额头上冒着细小的汗珠。陈医生摇了摇头：“唉，孩子的病就是你们家长给捂出来的啊！”

听医生这么一说，壮壮妈妈有点糊涂：一心为了孩子健康，怎么反而给捂出病来了呢？陈医生接着解释说：“秋天昼夜温差比较大，白天孩子在学校要运动，穿得太多，肯定会出很多汗，里面的衣服湿答答裹在身上，孩子自己又没有及时更换的意识，风一吹就要感冒。感冒刚好，又捂这么厚，重蹈覆辙，孩子的抵抗力就是这样下降的。”壮壮妈妈这才恍然大悟：“原来是穿得太多了啊！”

在儿童保健方面，春捂秋冻是很有道理的，秋天加衣服要慢慢来。中医学认为，小孩子阳气相对旺盛，况且刚从炎热的夏天过来，身体的阳气还在生发状态，转入秋冬的收藏需要有一个过渡，夏末秋初时，衣服适当穿少一点不会冻着；而春天乍暖还寒，人体的阳气要从冬季的封

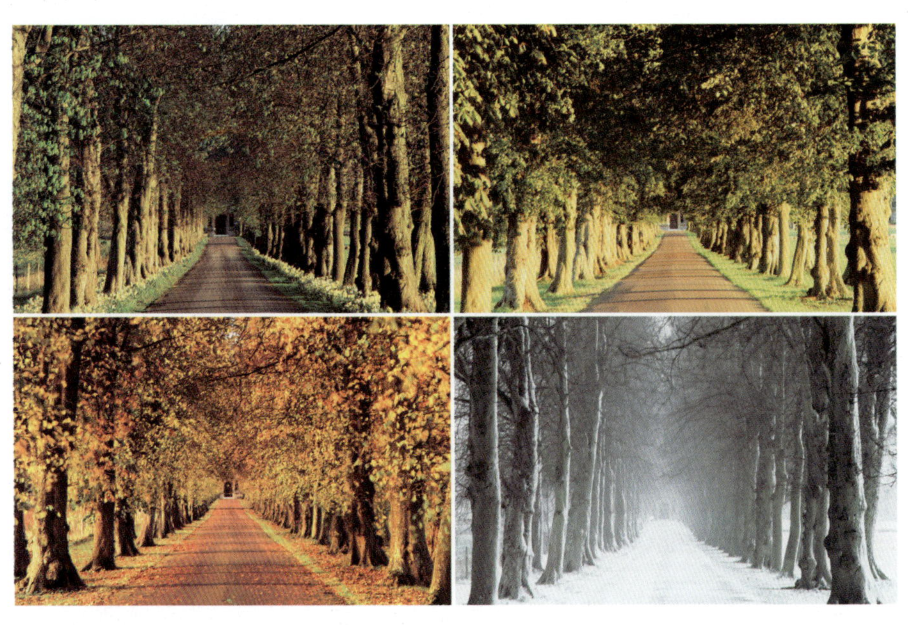

藏状态转变为生发，也需要慢慢适应，等身体适应了温暖的天气，再脱去棉衣，就不容易感冒了。也就是说，衣服的增减要根据气候时节的变化来调节，捂得太厚与穿得太少都会引起感冒。

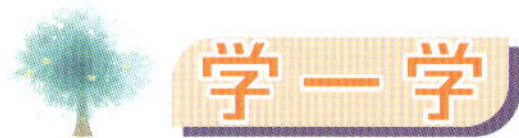

中医学的“天人相应”

《黄帝内经》中记载：“人与天地相参也，与日月相应也。”“天人相应”是中医学中非常重要的理念。我们每天太阳出来时工作学习，天黑了休息睡觉，这与自然昼夜节律变化相对应。

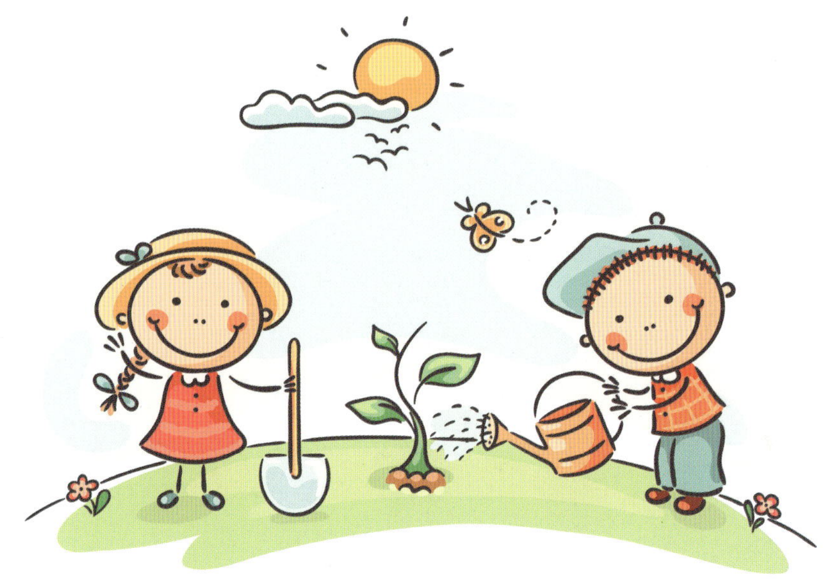

中医学将四季的变化规律总结为“春生、夏长、秋收、冬藏”。春天万物萌发，人体的代谢功能逐渐旺盛，是少年儿童生长发育较快的时节；夏天是繁茂生长的季节，人体能量消耗最大，儿童长个子也最快；秋天是成熟收获的季节，人体的新陈代谢活动处于减速状态，慢慢往冬季过渡；冬天的特点是蛰伏潜藏，很多动物要冬眠，此时人体的生理机

能活动和新陈代谢也是四季中最慢的。人类作为自然界的一部分，日常生活如穿衣、饮食等顺应了自然规律，身体的阴阳、气血就会平衡，少生疾病。

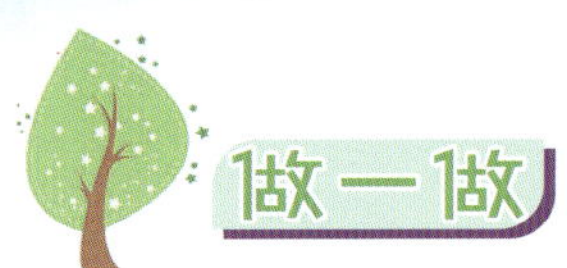

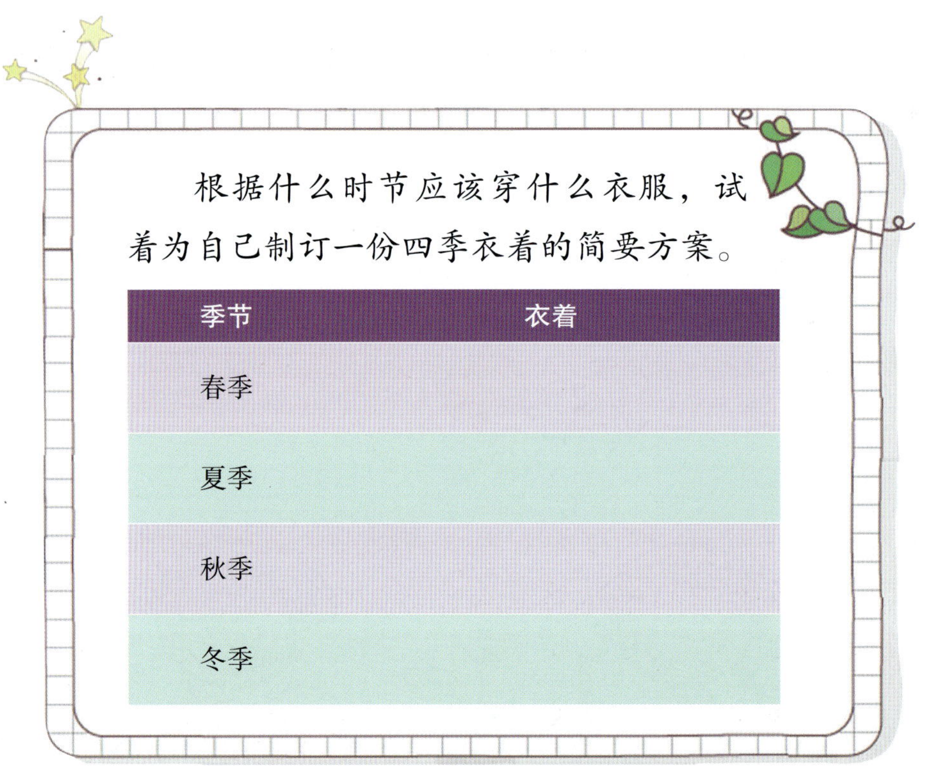

根据什么时节应该穿什么衣服，试着为自己制订一份四季衣着的简要方案。

季节	衣着
春季	
夏季	
秋季	
冬季	

起居有常

起居有常，就是要调整好日常生活的方方面面，这是人体健康不生病的前提条件。中医学认为，如果在日常生活中连起码的保健要求都做不到，健身防病就无从谈起。

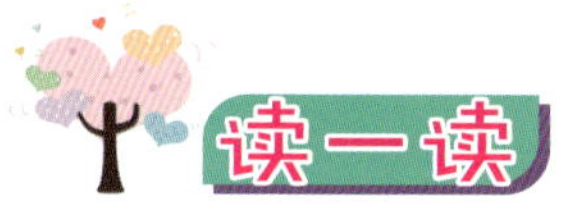

劝劝的爸爸

劝劝的爸爸还不到四十岁，近年来身体越来越胖，爬楼梯都气喘吁吁的；老是要感冒，喉咙总是痒痒的，不时地咳嗽几声，口腔溃疡经常发作；有时候腰痛得直不起来；以前又黑又密的头发现在少了很多，而且白头发也有好几撮了。到医院检查发现，得了脂肪肝、胆石症、高脂血症、腰椎间盘突出症等。

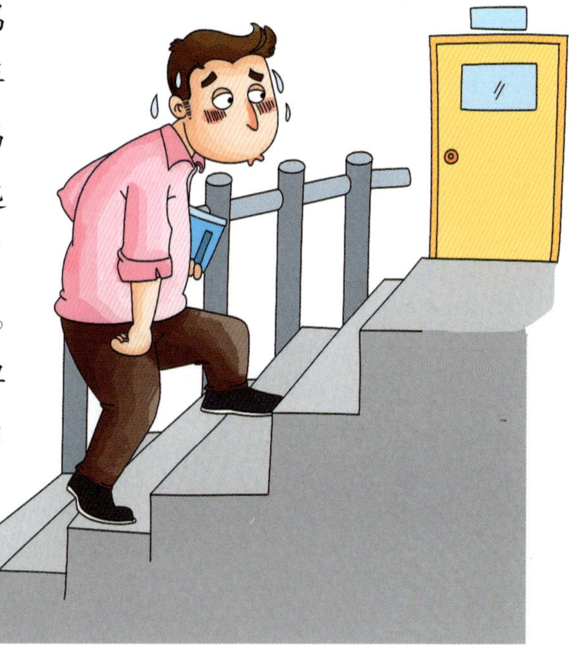

原来，劝劝的爸爸开了一家棋牌馆，生意还不错。他除

了不时招呼客人，自己也喜欢搓搓麻将，又喝酒抽烟，晚上常常弄到半夜三更，第二天早晨又起不来，平时三餐不定时，早饭常常不吃，更不用说锻炼了。

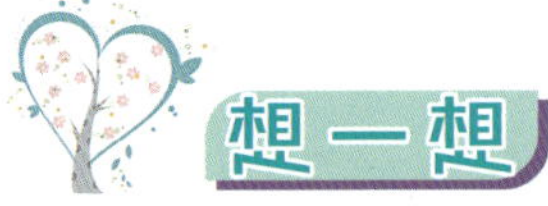

想一想

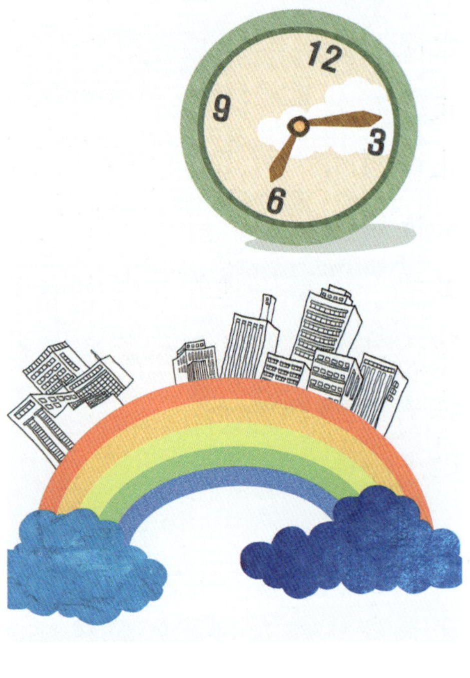

劝劝的爸爸缺乏运动，饮食不规律，睡眠不定时，这种打破正常节律的生活方式，必然会引起人体阴阳的失衡。饮食无常，脾胃运化食物、输送营养物质的功能不能保证，人体的能量来源就会缺乏，五脏六腑就得不到充养；喝酒抽烟，对脾胃的刺激如同雪上加霜；晚上熬夜，消耗太多，休息不足，早晨就会疲劳，起床变得困难。起居无常，人体阴阳互根互用的动态平衡被打破，人体正常的代谢功能受到影响，就会产生疾病。

《黄帝内经》中有句名言叫“起居有常”。这里的“起居”包括的范围比较广，比如生活方式的选择、衣食住行的安排、站立坐卧的习惯、从早到晚的活动、对四季转换的适应等。所谓“起居有常”，就是对上述这些方面做出合理有序的安排，并进行规范持久的保健活动，以达到“治未病”的目的。只有日常生活顺应一定的规律，保健防病才有实现的可能。

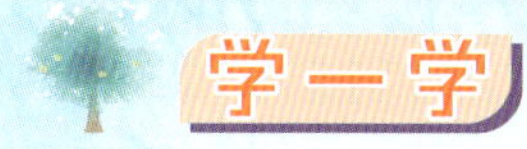

晨起活动，睡前渐静

早晨起床和夜晚睡前的时间在我们看来没什么特别的，在古代养生家眼里却是养生保健的黄金时段，他们大多主张“晨起防寒须锻炼，暮夜保养勿劳作”。秋冬季节，清晨气温比较低，户外常有湿露，要注意防止受凉，可配合一些慢跑、散步、跳绳等活动，运动强度要循序渐进。如遇雨雪天气，可以在室内做一些踢腿、压腿、伸腰的动作，以及眼保健操、广播体操等。这些运动可以使人体的阳气生而发之，唤醒人体的防御机能。傍晚，随着夕阳西下，人体的阳气逐渐潜伏于内，此时需要谨慎护养，安静休息，不宜劳作而扰动筋骨；同时也要收敛心神，不应过度用脑，以免影响睡眠。

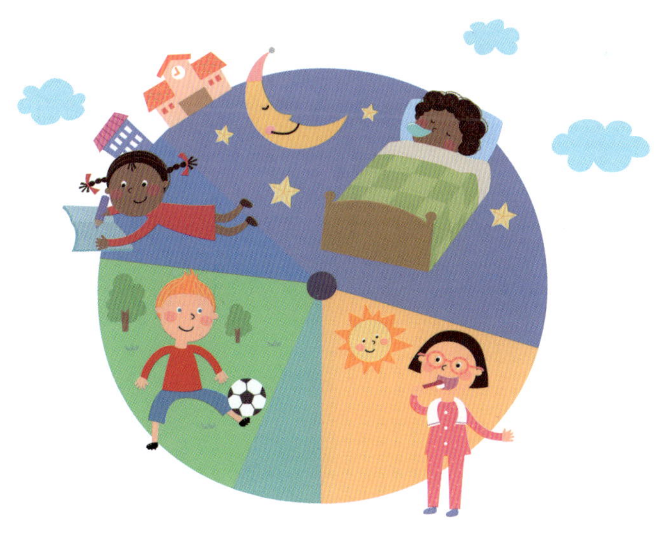

饭后要走，午后将息

“饭后百步走，活到九十九”是我们耳熟能详的养生谚语，这不是没有根据的。早在隋唐时期，伟大的医药学家孙思邈（miǎo）就提出“食饱行百步，常以手摩腹”。饭后散步，同时配合手在肚脐周围做力度均匀轻缓的打圈按摩，很快就能消除饱胀感，起到帮助消化的作用。

午休对于保持整个白天的学习、工作效率是至关重要的。吃过午饭后，先散步片刻，回到室内之后，或进行短暂午睡，或只是闭目养神，或欣赏音乐，或举目远眺，这些都是午休的方式。无论什么方式，只要能够进行短暂的休息，使心情平静、疲劳消除，都是可以采纳的。

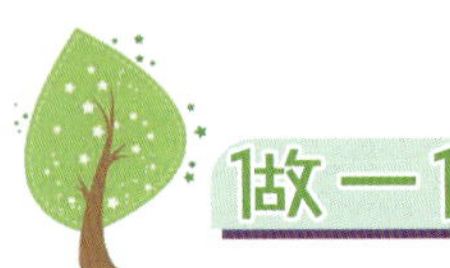

做一做

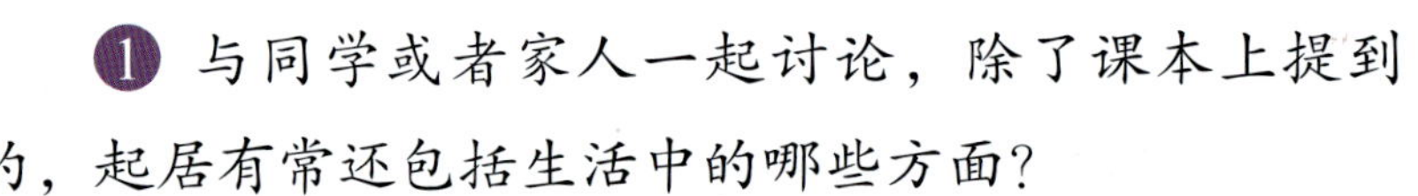

❶ 与同学或者家人一起讨论，除了课本上提到的，起居有常还包括生活中的哪些方面？

❷ 根据起居有常的原则，给自己或者家人制订一份作息时间的表格，并按照表格规定实施，观察自己或家人的变化。

时间	作息安排
6:30	起床

15 过用则病

中医学认为，很多疾病的产生都是由于没有节制地使用脏腑器官，使其得不到充分的休息造成的。这中间具体包含哪几个方面呢?

亮亮近视了

亮亮是一名刚上五年级的小学生。新学期第一天，班主任要给学生安排座位，因为亮亮个头比较高，所以班主任把他安排到最后一排。亮亮的视力很好，在后排也能清楚地看到黑板上的字。过了一个学期，班主任发现，亮亮上课时戴上了眼镜。一次开完家长会后，班主任向亮亮妈妈问起这件事情。原来，亮亮的眼睛并没有真近视，而是假性近视。

妈妈说：“亮亮是个爱学习的孩子，平时回家做完功课后，还会阅读一些课外读物，经常看到很晚。亮亮这么用功，我很高兴，所以也没有管他。有一天他告诉我，他坐在最后一排有点看不清黑板上的字了，我想可能是眼睛出了问题，就带他到医院检查。医生仔细检查后说，亮亮的眼睛是假性近视，是用眼过度造成的。如果平时再不注意，就会发展成真正的近视。亮亮在学校偶尔戴的那个眼镜是用来纠正假性近视的。"

班主任听了笑着说："一般的学生家长是因为孩子玩手机、玩电脑而操心，您这倒是因为太爱学习了。不过学归学，眼睛还是要保护好啊！"

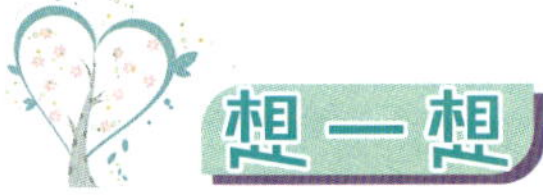

想一想

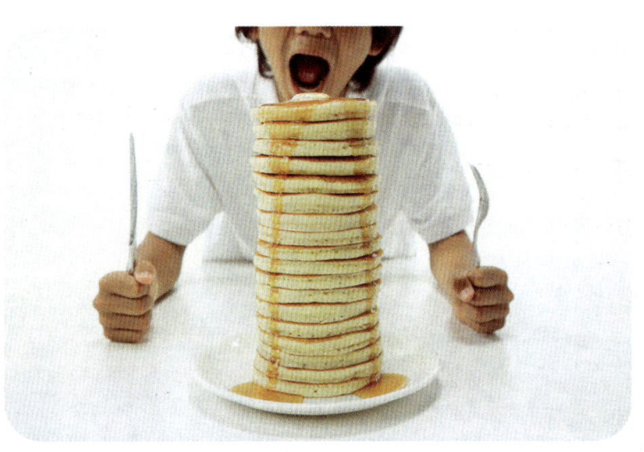

《黄帝内经》所说的"生病起于过用，此为常也"，指出人体疾病产生的一个重要原因就是没有节制地使用脏腑器官，超过了其承受能力。在上面的故事中，亮亮因为爱学习，过度地使用眼睛，使眼睛不能得到充分的休息，导致假性近视。如果进一步发展，就会成为真正的近视。

同样，过度地使用其他器官，也会造成相应的损伤，进而产生疾病。比如，饮食过度会损伤肠胃；情绪的表达没有节制会伤害到相应的脏腑，《黄帝内经》中就有"怒伤肝""喜伤心""思伤脾""忧伤肺""恐伤肾"的记载。所以，我们在日常生活中一定要懂得适可而止，以免过犹不及。

学一学

劳力过度和劳神过度

"过用"可以分为劳力过度和劳神过度。劳力，指的是从事体力劳动。每个人的体力都是有限度的，所以劳力必须适度，《黄帝内经》中强调的“不妄作劳”就是这个意思。我们平时在运动时，如果强度过大，轻者会损伤肌肉筋骨，引起腰背酸痛、四肢软弱、全身乏力，重者会损伤内脏。有的人在剧烈的体育运动之后，会出现食欲下降、消化不良，就是损伤到了脾胃；有的人会出现心慌胸闷、心烦失眠，就是损伤到了心脏。

劳神，指的是从事脑力劳动。我们平时看书学习，玩手机、电脑，就属于脑力劳动。它主要是劳心，但与劳力一样，也要掌握一定的限度，否则就可能损伤心神。从中医理论的角度来讲，脑力劳动比体力劳动要消耗更多的“精、气、神”，而这是人身三宝，不能过度消耗。有时专心上完几节课或者玩了很长时间的手机、电脑后会感觉很累，就是因为连续用脑，精、气、神损耗过多，一时间难以补充。

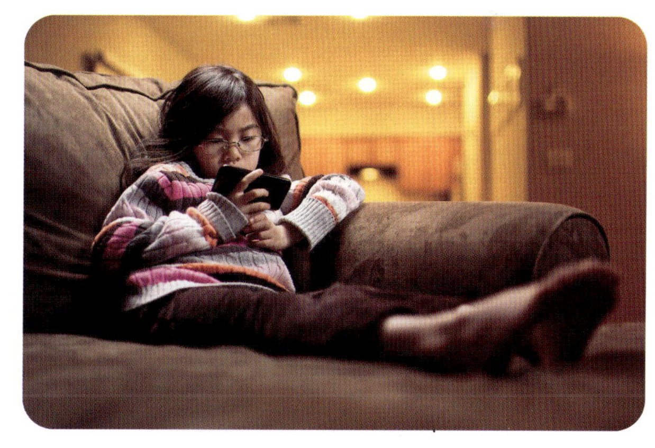

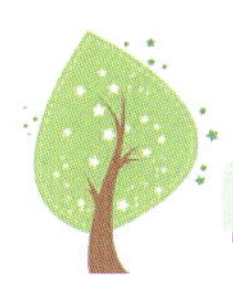

做一做

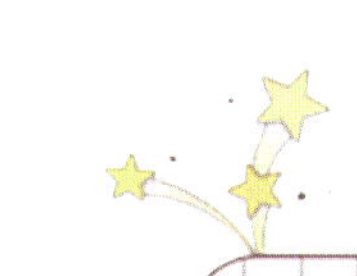

① 你有没有过度劳累导致疾病的经历？说说你的感受。

② 怎样才能做到适度地从事体力和脑力劳动？如果感觉自己劳力或劳神过度了，你会怎么做？

按时入睡

小学生正处于生长发育阶段，良好的睡眠质量有助于身心的健康成长，熬夜则会对成长产生危害。那么，中医是怎么认识熬夜和睡眠的呢？

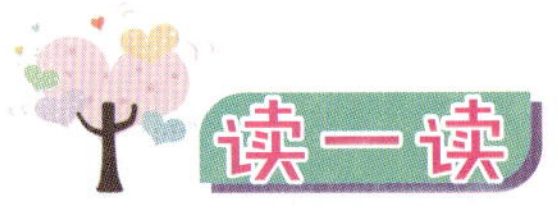

读一读

都是熬夜惹的祸

小明的妈妈平时工作很忙，有时还要熬夜加班。最近几天，妈妈的脸上突然冒出了一些小痘痘，还感觉到有点牙疼，嘴巴总觉得干干的，想喝水，妈妈便找中医想调理一下。

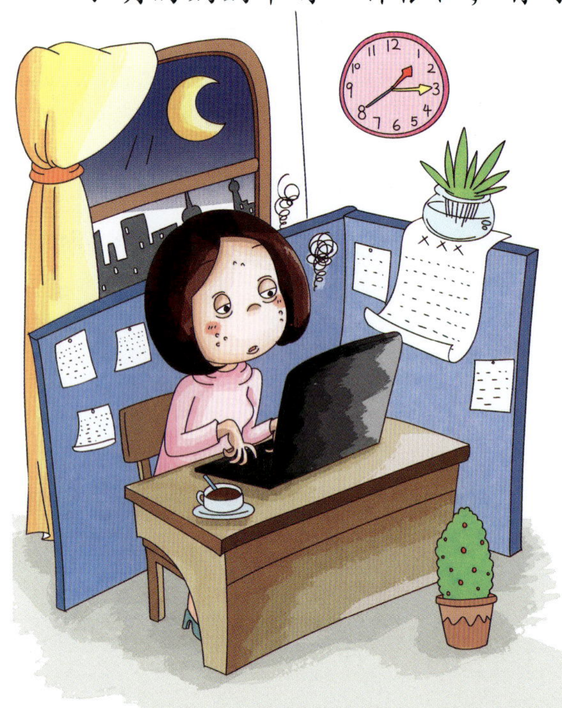

医生详细询问了妈妈的情况，看了舌苔，摸了脉象，说主要是熬夜引起的，然后开了方子，并叮嘱妈妈不能再熬夜了。

妈妈吃了几帖中药后，感觉痘痘和牙疼都有所好转，就对医生说的不要熬夜没有太在意，仍然很晚才睡觉。等到中药吃完了，虽然痘痘和牙疼的症状有所缓解，却没有彻底治好。

于是妈妈又去找了那位医生。医生说："之前开的中药还是管用的，只不过因为你一直熬夜，所以没有完全好。熬夜会伤害到人体的阴液，我在这里开药给你养阴，你在那里熬夜伤阴，当然不会完全好了。这次再开几帖药，注意不要再熬夜，晚上好好休息，痘痘和牙疼就会治好的。好了之后，平时可以自己泡点石斛（hú）花茶，养养阴。"

妈妈回家之后，在坚持喝中药的同时，每天晚上都提早睡觉，痘痘和牙疼很快就好了，嘴巴也不干了。平时妈妈还会泡点石斛花茶喝，作为保健养生的方法。

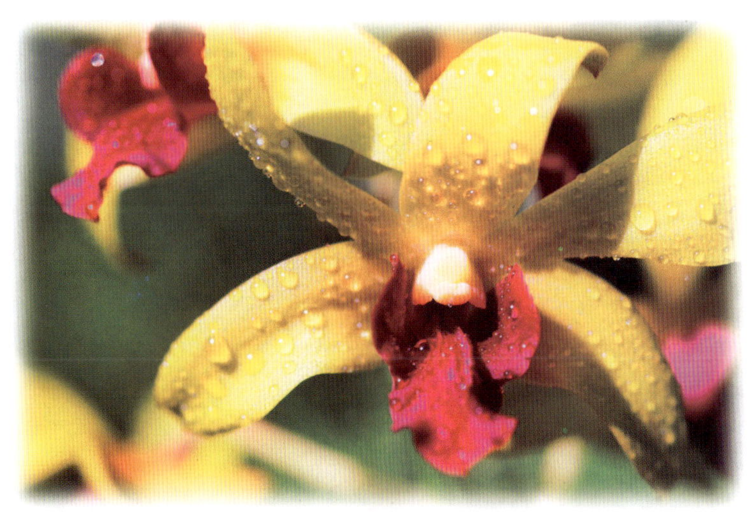

石斛花

想一想

通过以上故事，我们可以看出，熬夜对人体健康的危害是很明显的。

中医学认为，睡眠和清醒是人体阴阳、动静对立统一的功能状态。睡眠属阴，主静，为阴气所主；清醒属阳，主动，为阳气所主。一天当中，白天属阳，主动，人体的阳气比较旺盛，是从事各项体力和脑力劳动的时间；夜晚属阴，主静，人体的阳气内收潜藏，是休息、恢复精力的时间。人体的阴阳随着白天和夜晚的交替而消长变化，因此就有了睡眠和清醒的交替出现，以及“日出而作，日落而息”的作息规律。

正常情况下，人体中的阴和阳是平衡的。长期熬夜会使人体的阳气不能正常内收潜藏，从而耗伤阴液，使阳气相对过亢，导致虚火上炎，引起痤（cuó）疮、牙疼、口干等症状。服用养阴生津的中药如石斛等，可以滋养人体的阴液，从而抑制过亢的阳气，防止虚火的产生。但是，如果在服用中药的时候仍然熬夜，则会使中药的疗效大打折扣，事倍功半。充足的睡眠能够滋阴养阳，帮助人体恢复阴阳平衡，使阴阳和谐，身体健康，疾病不生。

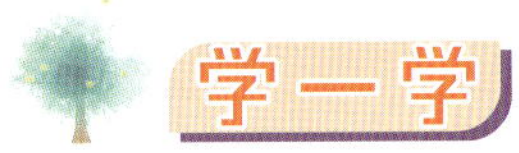

何时入睡最合适

古人将一天划分为子、丑、寅、卯、辰、巳、午、未、申、酉、

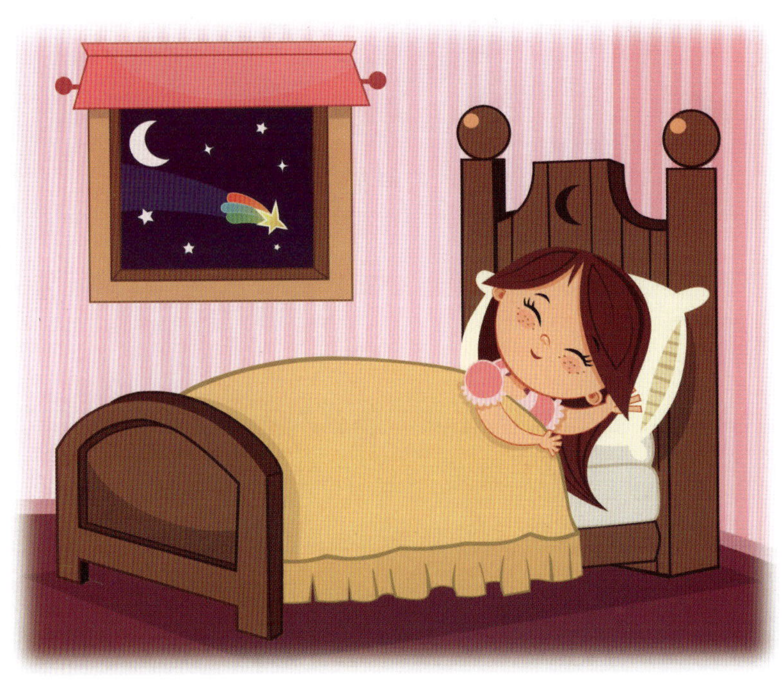

戌、亥十二个时辰，每个时辰包括两个小时，子时是从二十三点至凌晨一点，丑时为凌晨一点至三点，以此类推。子时为人体阴阳之气交替之时，这时阴气最盛，阳气最弱，需要有足够的睡眠来养护阳气。所以，对于成年人来说，应该在二十三点（也就是晚上十一点）之前进入睡眠状态；而对于青少年来说，因为正处于生长发育时期，所以需要更多的睡眠时间，应该再早一个时辰，也就是要在晚上九点或十点以前入睡。如果在这些时间之后才去睡觉，就算是熬夜了。

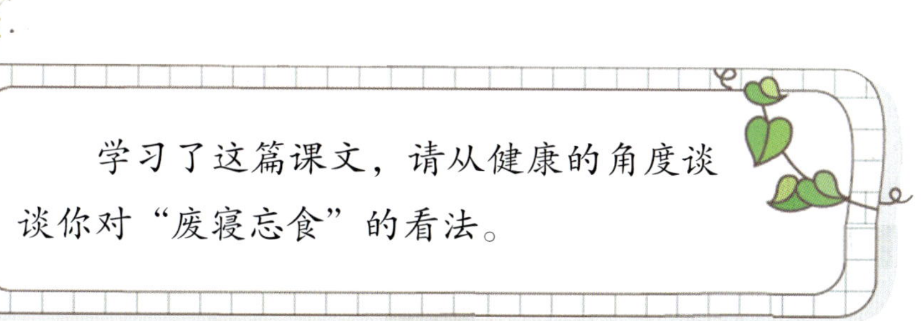

学习了这篇课文，请从健康的角度谈谈你对“废寝忘食”的看法。

17 流水不腐

古人从自然界的“流水不腐”中领悟到运动对身体的重要性，认为经常运动可以促进气血流通，保持身体健康。养成经常运动的好习惯是很有必要的，这也是中医学对运动的认识。

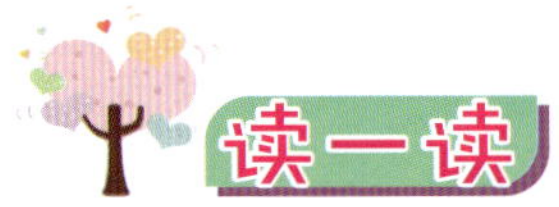

思思的“发现”

思思是一个善于观察和思考的小朋友，每次出去游玩，她都会细心观察自己所在的环境。一次，爬山回来后，思思的“十万个为什么”便开始了：“爸爸，出去玩了这么多次，我发现了一个问题。”爸爸问道：“什么问题呢？”思思说：“我发现，我们去过的地方，有的水很清澈、很干净，而有的水不那么干净，好像长了什么东西，还有股难闻的味道。这是怎么一回事呢？”爸爸听到这里，知道思思发现了一个关键的问题，就说：“那你有没有发现这两种水之间有什么不同吗？”思思仔细回忆起看到这两种水时的情景。

过了一会儿，思思兴奋地说：“我知道了，我知道了。干净、清澈的水大多是在流动着的，而那些不干净的水则基本不动，像死水一样。”爸爸听了，也很高兴地说：“对了，思思真聪明。这就应了‘流水不腐’这句老话。意思是说，经常流动的水是不容易腐坏发臭的。这句话的后半

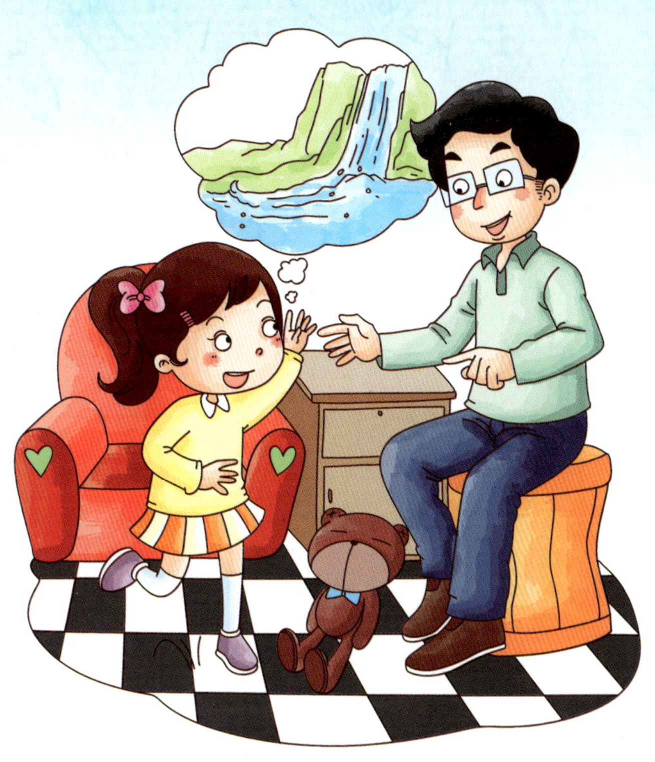

句是‘户枢不蠹（dù）’。”思思追问道：“‘户枢不蠹’又是什么意思呢？”爸爸说：“‘户枢’，就是门轴；‘蠹’，是虫子蛀蚀的意思。古代的门啊，它的轴是木头做的，木头很容易被虫蛀，而经常转动的门轴很少被虫蛀掉，这就是‘户枢不蠹’。”

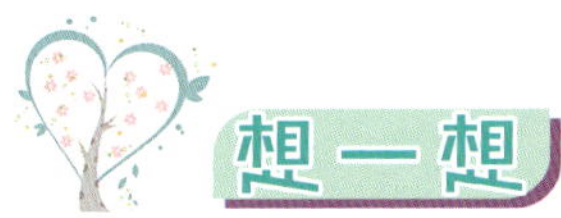

想一想

“流水不腐，户枢不蠹”出自战国时期吕不韦组织编写的《吕氏春秋》，其原文为：“流水不腐，户枢不蠹，动也。”意思是流动着的水不会腐败，转动着的门轴不会被虫蛀，是因为它们一直在运动。以此为比喻，说明坚持不懈的运动是生命力经久不衰的保障。我国古代医学家把自然界的这个道理联系到人体上，认为如果我们的身体也经常运动，就会使体内的气血保持通畅，不容易产生各种疾病，也就是不会“腐坏”了。

学一学

生命在于运动

公元前300多年时，古希腊伟大的思想家亚里士多德说出“生命在于运动”这一脍炙人口的名言，差不多同时期的中国也有类似的描述。上面所提到的“流水不腐，户枢不蠹，动也”就是这个意思。其中还联系到人体的形气，认为形体不运动，则精气就不能畅流，进而会导致精气郁滞，产生疾病。

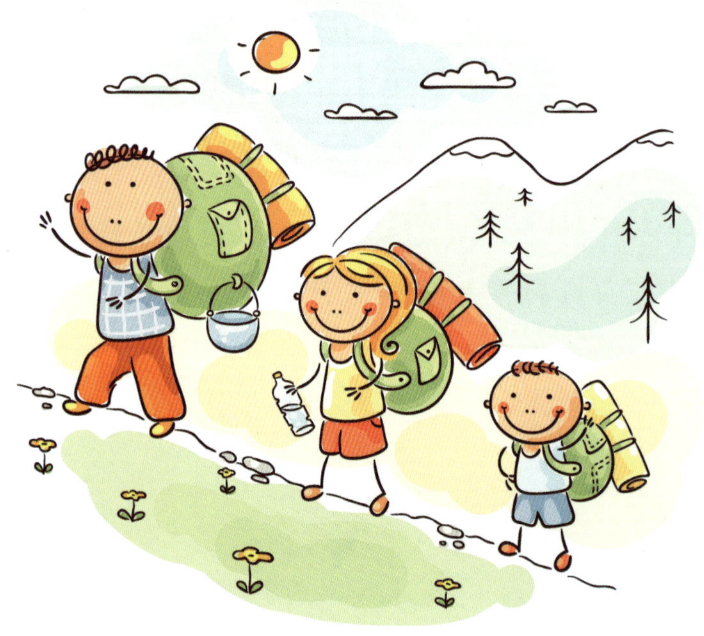

宋代著名诗人陆游享年85岁。“行年七十尚携锄”，他70岁的时候还拿着锄头在田里劳作。直至81岁时，他仍“白首还家自灌园”，自己浇灌家中的园地。

我国著名经济学家、人口学家马寅初先生活了100岁。他喜欢郊游和爬山，而且专走别人没有走过的路。76岁高龄时登上了北京西山的

“鬼见愁”，有的年轻人还跟不上他。

7～12岁的小学生，骨骼肌肉进入迅速生长发育的高峰期。这是决定一个人一生体格、体质的重要时期，因此应积极参加体育锻炼，每天可在早上和下午各锻炼半小时左右。

“流水不腐，户枢不蠹”这句话形象地说明了“动”的重大意义，如生命在于运动、脑筋在于开动。为自己制订一个每天运动一小时的锻炼计划，请爸爸妈妈监督检查，一个月后总结锻炼的心得。

18 久卧伤气

久坐和久卧都不利于人体健康。中医学认为“久卧伤气”，同时也提出“劳则气耗”，所以做到适度运动，才能保持身体健康。

读一读

乖孩子小军

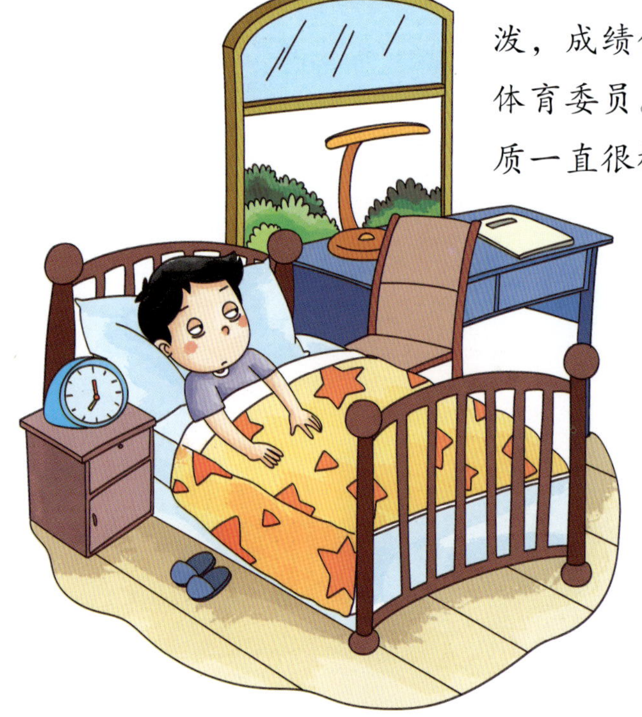

小军是一名五年级的学生，聪明活泼，成绩优秀，爱好运动，是班级里的体育委员。他自从上小学以来，身体素质一直很棒，很少生病。有一天，他骑自行车不小心摔伤了。去医院检查时，医生说骨头没事，只要适当治疗，再休息半个月就可以了。但奶奶特别心疼，再三嘱咐小军要躺着静养，非说“伤筋动骨一百天”，不许小军参加体育活动，放学回到家里更是让小军多躺着。